SOCIOLOGIE DES HÔPITAUX ET DES SOINS CURATIFS AU CONGO-KINSHASA

Collection « Études africaines »

dirigée par Denis Pryen et son équipe

Forte de plus de mille titres publiés à ce jour, la collection « Études africaines » fait peau neuve. Elle présentera toujours les essais généraux qui ont fait son succès, mais se déclinera désormais également par séries thématiques : droit, économie, politique, sociologie, etc.

Dernières parutions

Natan OBAME NDONG, *La rationalisation du traitement de l'investissement direct étranger par la commande publique au Gabon*, 2022.
Mukendi MUKENDI NTANTAMIKA, *La réglementation du secteur des hydrocarbures en RDC. Guide de lecture à l'usage du décideur public, de l'entrepreneur et du citoyen*, 2022.
Clotaire SAULET SURUNGBA, *Les États généraux de la Défense nationale en Centrafrique*, 2022.
Augustin RAMAZANI BISHWENDE, *Le peuple Bavira : histoire, culture et identités, 2022.*
Kouamé Boye Kobenan, *Mémoire et devenir des traditions des Yiamantô en Côte d'Ivoire. Les forgerons de Soko*, 2022.
Danouchka ASSOUMOU, *Justice militaire et violences sexuelles constitutives de crimes internationaux en RDC*, 2022.
Tshingi KUENO NDOMBASI, *La rue, le peuple et l'État en RDC*, 2022.
Rudy MBEMBA-DYA-BÔ-BENAZO-MBANZULU, *Dictionnaire des mots français d'origine bantoue*, 2022.
Birama DIOP, *Pouvoir et légitimité. L'État africain sur scène*, 2022.
Jean-Claude TCHEUWA (dir.), *Les organisations internationales africaines. Regards croisés et défis contemporains*, 2022.
Charlemagne SEGBEDJI, *Afro-brésiliens et processus de patrimonialisation dans le sud du Bénin. De la fin du XIXe siècle à nos jours*, 2022.
Guy Saturnin TSÉTSA, *Guide pratique de la saisie immobilière en droit Ohada*, 2022.

Hubert Kwilu Landundu

SOCIOLOGIE DES HÔPITAUX ET DES SOINS CURATIFS AU CONGO-KINSHASA

L'Harmattan

***

5-7, rue de l'École-Polytechnique – 75005 Paris
www.editions-harmattan.fr
ISBN : 978-2-343-24614-7
EAN : 9782343246147

Préface

À l'heure de la mondialisation et des réflexions sanitaires menées suite à la pandémie de Covid-19, il faut saluer l'entreprise de monsieur Hubert qui nous montre les insuffisances et les réticences du système de santé au Congo-Kinshasa. Les inégalités y règnent en maître, alors que le système reste considérablement en retard par rapport à des pays comme la France. Ainsi l'on peut remarquer le rôle joué par l'institution hospitalière au Congo, qui nous rappelle celui de l'hôpital moderne, analysé par Michel Foucault en particulier : une structure de repli et d'oubli des malades, voire d'enfermement (*Lospitalo*) où les enfants peuvent se délester de leur rôle auprès de leurs ascendants. La pauvreté des foyers rend impossible le soutien familial envers les plus âgés. La gérontologie attire notre attention sur la prise en charge délicate des aînés. Dans le contexte sociétal actuel du vieillissement de la population toutes les sociétés sont amenées à entamer une réflexion solide sur le sort des personnes âgées. Fortement sujettes aux maladies qu'elles soient chroniques ou épidémiques, elles nécessitent une prise en charge adéquate, entrant en conflit avec de nombreux facteurs non médicaux.

La recherche de monsieur Hubert présente tout son intérêt lorsqu'il s'agit de comprendre les relations existantes entre les malades et la société d'un point de vue de l'imaginaire social. À cet égard nous soulignons des exemples pertinents concernant le rôle de l'eau. Cette ressource vitale est le sujet d'une assise matérielle et sensible. Elle est un bien sentimental, symbole et source de vie, élément purificateur et vitaliste, qui peut cependant devenir morbide dans le cas de la soif, de la noyade ou des profondeurs abyssales où règnent le froid et l'obscurité. L'eau résonne à travers des sentiments faits d'attraction et de répulsion permettant d'apprécier ses qualités et de craindre sa matière, dans un registre de la catastrophe. Elle suscite une expérience sujette à la perception qui relève de l'intimité comme la nutrition, de la chaleur réconfortante d'une boisson et du refuge lorsqu'il s'agit de la recueillir. Elle établit ainsi des liens entre le corps des hommes, celui de la société et de la nature. L'eau s'insère aussi dans un mode de vie plus fonctionnel, ainsi il en va de l'hygiène (la toilette, la propreté des vêtements et des surfaces, l'évacuation des eaux usées), du loisir (baignades, jeux et activités associées). Elle relève d'un enjeu sanitaire permettant d'atteindre un état d'équilibre, préconisé par l'Agence nationale de sécurité sanitaire en association avec l'alimentation et l'exercice physique. Sa distribution est au service de la population, des agriculteurs, des administrations, des entreprises et des usines, si bien que sa présence en tant que bien commun s'efface progressivement, au profit d'une dimension plus contraignante et parfois politique lorsqu'elle est appropriée par la puissance publique ou la sphère privée.

Monsieur Hubert nous montre l'importance de l'eau comme élément purificateur dans les pratiques de soin. L'eau lave les plaies, guérit les âmes, assainit le corps, alors que l'on connaît le rôle crucial de sa qualité, responsable sur le continent africain de près de 80 % des maladies.

On notera également combien la famille joue un rôle social fondamental dans l'appréciation de la maladie et par conséquent dans le processus de guérison. Monsieur Hubert nous montre que la famille détermine l'importance de la maladie à travers, notamment, son choix d'hospitaliser ou pas le membre de celle-ci. De sorte que la déstructuration de la famille peut porter atteinte à la guérison : l'absence de parent au côté du malade est alors un indicateur révélant, pour les autorités hospitalières, à la fois une maladie dont il ne faut pas s'inquiéter car non soutenue par un proche, et dont la guérison n'est pas urgente car il n'existe pas de pressions. Sans attaches personnelles le malade est livré au bon vouloir de la communauté ou des associations dont il sera le débiteur éternel.

Les malades ont tendance à accuser la société de leurs maux mais leur comportement, ancré dans une tradition dépassée, reste décisif. Ainsi l'hôpital demeure un lieu chargé d'hostilité tant par le sentiment d'agression dont les corps des malades se chargent, que par ses contradictions financières, techniques et humaines exigeant une réforme politique de fond.

Hélène Houdayer
MCF-HDR en sociologie
Université Paul-Valéry, Montpellier, France.

Introduction

Depuis, la maladie et la médecine ont semblé échapper à l'analyse sociologique. À l'inverse de l'entreprise, de l'école, de la famille qui constituent à l'évidence des réalités sociales, la maladie paraît au premier abord se réduire à sa réalité organique. De son côté, le développement du savoir médical, peu accessible au non-spécialiste, a longtemps fait écran au regard sociologique. C'est peut-être la raison pour laquelle il a fallu attendre 1948 pour que soit formulée par le sociologue américain Talcott Parsons, la première analyse sociologique portant sur la maladie et la médecine dans la société contemporaine et définissant le rôle social du médecin et celui du malade. Après lui, plusieurs sociologues parmi les plus importants (Robert King Merton, August Hollingshead, Renée Fox, Howard Becker, Erving Goffman, Eliot Freidson, Anselm Strauss…) ont consacré de nombreux travaux à ces problèmes et leur étude est apparue féconde pour la compréhension de problèmes et de processus sociaux plus généraux.

Ainsi, si l'on veut analyser les différentes manières dont la maladie est interprétée dans notre société, liée au social, on doit en premier lieu s'attacher à sa nature et à sa distribution. Les maladies sont différentes selon les époques et les conditions sociales : aux épidémies d'autrefois ont succédé le cancer et les maladies cardiovasculaires, tout récemment le sida (T. Parsons, 1955[1]).

À cet effet, l'hôpital en tant qu'organisation devient un cadre idéal pour analyser la façon dont la santé, la maladie et le personnel médical cohabitent. Le système de santé et les systèmes médicaux constituent les manières dont les sociétés font face au diagnostic et à la riposte contre les maladies. Chaque peuple a, de ce fait, une interprétation de la santé et de la maladie. La maladie en tant que fait culturel et social est liée aux cultures, aux croyances, aux représentations et aux mœurs des populations : elle est conçue comme produit de l'imaginaire social d'une communauté, et l'hôpital a également une signification selon les communautés. Chez certaines, par exemple en Occident, l'hôpital est l'ensemble des services coordonnés et structurés, avec un management bien ponctué. Par contre, chez d'autres communautés, comme en Afrique noire (au Congo-Kinshasa), l'hôpital est symbolisé par la rencontre entre malade et soignant. L'emplacement importe peu, moins encore sa structure et son confort. À cet effet, l'ombrage d'un arbre, la case, la rive d'une rivière, le cimetière ou la tombe, la bretelle, la forêt, les confins du village, sont des lieux par excellence, pour organiser ladite rencontre entre le malade et le soignant, afin de soulager l'infirmité ou la maladie dont est victime la personne. Cet espace est placé au centre de notre analyse sur la situation des hôpitaux, avant de nous verser dans les détails du fonctionnement des services hospitaliers modernes, ainsi que les politiques de santé qui assurent la prise en charge des patients[2].

---

[1] Parsons T., « Structure sociale et processus dynamique : le cas de la pratique médicale moderne », in *Éléments pour une sociologie de l'action*, Paris, Plon, 1955, pp. 197-238.

[2] Kwilu landundu H., *Sociologie de la santé au Congo-Kinshasa*, Paris, L'Harmattan, 2016, p. 200.

Ce livre est le résultat d'une immersion dans douze (12) structures médicales de la ville de Kinshasa, en République Démocratique du Congo entre 2018 et 2020.

En effet, des visites, des contacts, des entretiens, des récits de vie des malades et du personnel soignant, des rencontres avec les usagers des soins, ont été mis à profit pour enrichir nos informations. Pour recueillir ces données, il a fallu parfois revêtir la tenue du personnel soignant ; blouson blanc enfilé, carnet et stylo à la main, un regard attentif braqué sur tous les passants sillonnant les couloirs de l'hôpital bondés du monde. Nous passions en outre des journées entières chez les tradipraticiens, les guérisseurs et les féticheurs de Kinshasa pour avoir les informations sur la pratique thérapeutique traditionnelle.

La fin des journées était souvent marquée par des courtes rencontres avec le personnel médical ou les thérapeutes traditionnels, afin de recueillir leurs avis sur un cas précis d'un malade consulté ou mis en observation ou admis aux urgences. Nous discutions également des difficultés éprouvées par le personnel soignant, le désespoir affiché par certains patients et les questionnements des membres des familles sur l'état de santé du malade. Nous étions en outre préoccupés d'écouter les chuchotements des visiteurs, les propositions et les supplications faites par les aidants des malades auprès du personnel : facture des soins trop coûteuse, assistance d'extrême urgence (convulsion) et quête de médicaments prescrits.

Dans les hôpitaux du Congo, il arrive le plus souvent que la petite officine pharmaceutique de secours ne dispose que des médicaments génériques, fabriqués par les firmes pharmaceutiques asiatiques implantées à Kinshasa. Les spécialités venant de l'Europe et des Amériques sont le plus souvent rares et coûteuses.

En outre, cette étude s'est préoccupée de noter les attitudes, les croyances et les représentations des patients, en rapport avec le traitement proposé par le personnel médical ou le médecin traditionnel. Nombreux ne présument pas être guéris, à cause notamment des représentations, des croyances et de la déficience des soins.

Nous avions enfin pour mission de relever le défi du système de santé au Congo-Kinshasa, complètement démantelé et asphyxié par des réformes précaires, des appuis sporadiques des partenaires extérieurs (la Banque mondiale, Gavi, OMS, Médecins du Monde…), le manque de financement public et l'absence d'une politique sanitaire cohérente, capable de défier les taux de mortalité galopants dans le pays. Ce système de santé est mis à genoux en raison notamment de la mauvaise gouvernance. De ce fait, il est rongé par diverses incertitudes.

Chapitre premier : L'hôpital comme organisation et lieu de production du travail médical

La rencontre des malades et de la médecine s'effectue aussi, et de plus en plus, dans les institutions hospitalières. Les hôpitaux occupent aujourd'hui une place centrale dans le système de santé mais aussi dans l'économie du pays. En 2016, il y avait pour la seule ville de Kinshasa 94 hôpitaux, mal équipés, et leur capacité d'accueil s'élevait à 36,6 % sur le plan des soins hospitaliers[3].

En effet, les premiers travaux sociologiques sur l'hôpital se sont amorcés le lendemain de la Seconde Guerre mondiale dans le contexte général d'un essor hospitalier sans précédent, tandis que le système actuel est le produit d'une longue histoire. En France par exemple, ce n'est qu'au début des années soixante-dix que l'hôpital, récemment rénové, devient le premier objet auquel s'intéresse la sociologie de la médecine. Et les premiers hôpitaux ne verront le jour qu'au Moyen Âge grâce à l'Église : ce sont des « Maisons-Dieu ». C'est pendant ce temps où misère, maladie et infirmité sont étroitement associées. Ces premiers hôpitaux sont surtout considérés comme des lieux d'asile. Les médecins en sont presque absents et le plus grand remède est avant tout de nourrir les malades. Mais le pouvoir royal s'inquiète de cette

---

[3] Kwilu landundu H., *op. cit.*, p. 10.

population marginale, d'où il est créé en 1656 à Paris, l'Hôpital général qui regroupe sous une administration unique les divers établissements destinés aux infirmes, aux malades pauvres, aux mendiants ainsi qu'aux vieillards de la capitale, tous poursuivis et internés par une milice particulière : « les archers des Hôpitaux ». La bienveillance se double donc de contrôle social[4]. L'hôpital a, à cet effet, été un extraordinaire créateur d'emplois : 972 302 personnes y travaillent, dont 689 700 dans le secteur public, qui, outre les soins, accomplissent également des tâches éducatives, techniques et administratives.

Aux États-Unis, les travaux sociologiques sur l'hôpital sont principalement d'inspiration fonctionnaliste et s'intéressent, à partir des années cinquante, aux fonctions générales de l'hôpital. Avec des recherches interactionnistes, se développent ensuite des travaux plus empiriques réalisés sous l'influence de Everett Hugues, par Erving Goffman et Anselm Strauss.

Ces travaux sont parcourus par trois thèmes centraux : celui de la fonction thérapeutique de l'hôpital, celui de l'hôpital comme organisation et enfin, l'hôpital comme lieu de production du travail médical[5].

1.1. Réflexions autour de la fonction thérapeutique de l'hôpital psychiatrique

Talcott Parsons et Renée Fox notent que le modèle théorique fonctionnaliste, dominant après la Seconde Guerre mondiale dans tous les domaines de la sociologie, analyse chaque institution à partir des fonctions sociales qu'elle remplit. Ainsi, dès 1951, période du plus grand développement des structures hospitalières, le

---

[4] *Revue française de sociologie : sociologie médicale*, Paris, 1973, p. 9.
[5] Adam Ph *et al.*, *Sociologie de la maladie et de la médecine*, Paris, 2012, p. 5.

développement de la médecine moderne et la spécialisation des tâches dans les sociétés industrielles, les soins des malades allaient, pour l'essentiel, sortir du cadre familial pour s'effectuer à l'hôpital[6]. Tous deux insistent sur le rôle que doit jouer l'hôpital psychiatrique : celui d'assurer le contrôle social sur les malades dangereux. L'hôpital moderne est également mandaté pour canaliser la déviance, mais à un niveau différent ; la maladie mentale pour le premier, la maladie somatique pour le second. Parsons définit les attentes très fortes envers l'hôpital moderne qui existent au sein de la société. On attend d'abord qu'il fournisse une thérapie. Cependant, les hôpitaux psychiatriques remplissent également d'autres fonctions. Ils permettent de mettre sous bonne garde des patients dangereux pour eux-mêmes ou pour les autres, mais ils contribuent aussi à resocialiser les patients, afin qu'ils puissent un jour retourner au sein de la société et accomplir leurs rôles sociaux. Sur ce, le modèle fonctionnaliste appréhende l'hôpital, d'une part, comme une réponse plus ou moins efficace à des besoins thérapeutiques et, d'autre part, en termes de contrôle social.

Cette réflexion sur l'hôpital psychiatrique doit aussi être restituée dans le contexte plus général des débats d'idées qui émergent après la Seconde Guerre mondiale autour des notions de « milieu thérapeutique » aux États-Unis et de « communauté thérapeutique » en Grande-Bretagne. Elle s'inscrit dans une longue tradition qui est celle du psychiatre français Philippe Pinel, qui brise les chaînes des malades mentaux et qui, à l'époque de la Révolution française, prône les vertus du « traitement moral ».

Dans les années cinquante, la réflexion tente de définir ce qu'est la véritable fonction thérapeutique au sein des

---

[6] Parsons T., *The Sick Role and the Role of the Physician Reconsidered*, Millbank Memorial Fund Quarterly/Healty and Society, 1975, vol. LIII, n° 3.

institutions psychiatriques. On prend en effet conscience du fait que l'hospitalisation a souvent un impact néfaste sur le malade ; dès lors, se manifeste une volonté de réformer l'hôpital psychiatrique[7].

L'auteur suggère que certaines manifestations pathologiques traditionnellement appréhendées comme le seul résultat d'un trouble mental (l'excitation pathologique) sont le produit direct de désordres repérables dans l'environnement social hospitalier et, plus précisément, des désaccords latents qui surviennent entre les divers membres de l'équipe hospitalière. Les malades sont perturbés parce qu'ils reçoivent des consignes contradictoires concernant leur traitement, ou bien parce qu'ils sont devenus le centre d'un conflit entre plusieurs soignants. Selon les auteurs, le milieu social hospitalier peut causer un « symptôme ». Cependant, leur description de l'état d'excitation pathologique demeure, comme ils le soulignent eux-mêmes, une description psychiatrique classique. Le point de vue nouveau consiste seulement dans l'affirmation de sa dépendance par rapport aux conflits du milieu social environnant.

L'ouvrage d'Alfred Stanton et Morris Schwartz se voulait une arme de combat. Il se rattache au courant d'idées selon lequel il faut remplacer la structure répressive de l'hôpital psychiatrique par celle d'un « hôpital ouvert ». Car on suppose que l'amélioration du fonctionnement de l'hôpital moderne peut en effet contribuer à guérir le malade. Cependant, les résultats des recherches d'Erving Goffman mettent en cause la réalité d'une fonction thérapeutique de l'hôpital. Son étude s'appuie sur une observation participante, menée principalement à l'hôpital psychiatrique Sainte-Elisabeth de Washington, et met en évidence les similitudes entre le fonctionnement de

---

[7] Castel R., *L'Ordre psychiatrique, l'âge d'or de l'aliénisme*, Éditions de Minuit, Paris, 1976, p. 6.

l'institution psychiatrique et celui des prisons ou des monastères. Il développe ainsi une analyse de « l'asile » comme « institution totalitaire » et montre son impact destructeur sur la vie des personnes internées. Ainsi, Goffman refuse l'interprétation psychiatrique de la situation et se place délibérément du point de vue du « reclus ». Il analyse le comportement du malade, non en termes de symptômes mais en termes de « carrière du malade », c'est-à-dire comme un ensemble d'essais d'ajustement à l'institution totalitaire. Cependant, si l'analyse repose sur cet idéal type, l'auteur montre aussi que celui-ci ne parvient pas à imposer totalement son emprise sur les individus. D'où une vie souterraine ou clandestine qui existerait dans les hôpitaux psychiatriques. Un des points centraux de l'analyse est de montrer comment le malade élabore des mécanismes d'adaptation secondaires qui préviennent à l'aliénation totale de son moi.

C'est donc en mettant en question le caractère médical de l'institution que Goffman révèle le mieux sa fonction sociale ; c'est à travers le refus d'envisager l'interné comme un « malade » que la condition qui lui est faite dans la société prend tout son sens.

1.2. L'hôpital comme organisation

Les aspects organisationnels de l'hôpital ont également suscité une abondante littérature. Pour appréhender cette réalité, on peut emprunter le modèle de Max Weber d'analyse de la bureaucratie. Celui-ci repose sur plusieurs idées : celle d'une hiérarchie de pouvoir allant de la base au sommet de la structure en fonction de certains buts prédéfinis.

Cependant, ce modèle est vite apparu inadapté pour analyser l'hôpital et a donné lieu à diverses reformulations critiques[8].

En effet, l'hôpital comme organisation regorge en son sein d'un important dispositif des services techniques et d'appui. Le personnel hospitalier devient donc acteur du fonctionnement de ces services.

Ainsi, la diversité des services dans l'hôpital enraye le rythme d'assistance des patients, surtout dans les urgences. Les usagers des soins, soignants comme malades, doivent respecter scrupuleusement la structure administrative mise en place. Elle passe souvent par les étapes suivantes : la réception des malades (accompagnée d'une prise du poids, de la température et de la tension artérielle), la caisse, le secrétariat du service ou département désiré, l'annonce auprès du spécialiste/médecin et la réception du malade par ce dernier.

1.2.1. Les reformulations du monde wébérien

Le modèle wébérien ne parvient pas à rendre compte du fait que les divers acteurs intervenant à l'hôpital n'obéissent pas à une autorité unique et hiérarchique. Rapidement, les travaux sociologiques mettent l'accent sur l'existence de deux « lignes d'autorité » au sein de l'hôpital[9]. Ainsi, cette reformulation n'est pas totalement satisfaisante. Au niveau microsocial du fonctionnement hospitalier, la notion d'une dualité d'autorité ne suffit pas à rendre compte de la réalité : ni les règles bureaucratiques, ni l'autorité du corps médical ne spécifient les membres qui exercent une part de jugement ; un certain degré de concertation sur les actions à mener existe souvent. C'est à partir de ces observations que le modèle fondé sur la notion d'ordre négocié a été

---

[8] Weber M., *Économie et société*, Paris, Plon, 1965, p. 100.

[9] Smit H. L., « Two Lines of Authority: the Hospital Dilemma », New York, 1958, p. 96.

développé[10]. Sur le plan macrosocial, l'opposition entre le charisme du médecin et la routine bureaucratique est également insuffisante. L'hôpital moderne, surtout l'hôpital public qui inclut une multiplicité d'acteurs, est en rapport avec un environnement diversifié (ses divers types de clientèle mais aussi les représentants des pouvoirs locaux et ceux de l'État). Dans cet ordre d'idées[11], Steudler cherchait précisément à rendre compte du fait que « l'hôpital est lui-même un enjeu d'acteurs dont les politiques ne peuvent seulement être circonscrites au niveau hospitalier. Il convient donc de dépasser le niveau de l'organisation » (système des rapports internes au niveau de l'hôpital et des services) pour se situer au niveau de l'institution qui inclut des acteurs externes comme l'État.

Pour cet auteur, l'hôpital public contemporain, en particulier le Centre hospitalier universitaire (CHU), est le lieu d'affrontement de deux logiques : la logique scientifique et technique du corps médical et la logique rationalisatrice qui est celle de l'État, incarnée au niveau local par l'administration hospitalière. Leurs rapports sont marqués par les orientations conflictuelles : les pressions des médecins poussant à l'accroissement du nombre des actes techniques et à la multiplication des spécialités médicales, peuvent-elles entraver les efforts rationalisateurs liés à l'importance accrue de l'hôpital dans l'économie et aux exigences de son financement par la collectivité qui nécessitent une planification stricte ?

En sus, on dévoile une dichotomie des administrations médicales et du personnel non soignant. Le médecin-chef de service ou de département considère le personnel

---

[10] Strauss A. *et al.*, « L'hôpital et son ordre négocié », in *La Trame de la négociation : sociologie quantitative et interactionnisme*, Paris, L'Harmattan, 1992, p. 88.

[11] Steudler F., *L'Hôpital en observation*, Paris, Armand Colin, 1974, p. 96.

soignant mis à sa disposition comme, ne faisant pas partie de l'ensemble de la structure hospitalière. Cette indépendance est révélée à travers les ordres imputés au personnel du département ; les rapports fournis, les réunions organisées, les services exigés par son autorité.

Ainsi, à l'inverse de cette figure occulte, le gestionnaire des administrations impose également un dirigisme avéré sur le personnel non soignant : assistant administratif, comptable, caissier, agent de sécurité, technicien de surface, bref le personnel considéré comme non essentiel par le médecin.

Ce bicéphalisme de gouvernance hospitalière génère et entretient un régime de tensions permanentes au sein de l'hôpital. Il simule en outre la gestion des finances générées par l'hôpital, étant donné qu'il existe plusieurs centres de commande.

1.2.2. L'hôpital comme enjeu dans les sociétés modernes

Ce problème est délicat selon les nations et les politiques. Les auteurs ayant travaillé sur ces questions ont été sensibles à la diversité des logiques qui se côtoient ou s'affrontent, parfois chez les mêmes personnes. Ainsi, le médecin hospitalier veut-il à la fois soigner chacun de ses malades individuels et faire progresser la science, mais il doit de plus, tenir compte des contraintes budgétaires, être un « manager » autant qu'un « mandarin [12] ». Surtout, l'hôpital public constitue aujourd'hui pour les États modernes un enjeu économique et social majeur du fait de son rôle dans la prise en charge des affections lourdes et graves et par suite du développement de techniques de plus en plus sophistiquées entraînant des investissements financiers considérables. La question essentielle est celle de

---

[12] Binst M., *Du Mandarin au manager hospitalier*, Paris, L'Harmattan, 1990, p. 97.

savoir si les ressources financières investies sont-elles gérées de façon optimale pour l'hôpital en termes de qualité et d'accessibilité aux soins ?

Les travaux qui se sont développés autour de ces différentes questions ne sont pas uniquement sociologiques. Dans des perspectives normatives et interventionnistes, l'économie et la gestion ont tenté de fournir des instruments, non seulement pour l'analyse, mais aussi pour la régulation et la planification du système hospitalier.

Des sociologues se sont, eux aussi, situés dans une perspective pragmatique d'amélioration du fonctionnement hospitalier. Selon leur point de vue, des véritables améliorations ne peuvent avoir lieu que si les acteurs parviennent à s'approprier les résultats de l'enquête.

L'hôpital se présente à la fois comme une structure de prise en charge des patients et entité commerciale. Cette institution assure sa propre survie et celle du personnel médical à travers les recettes réalisées. Ainsi, se dégage un conflit des rôles, le médecin a tendance à superviser la totalité des tâches et l'administrateur gestionnaire s'oppose à cette intrusion. Car ce dernier pense que ses attributions sont ingérées par le médecin. Ceci crée des distensions au sein de l'institution hospitalière.

1.3. L'hôpital comme lieu de production du travail de soins

Les recherches concernant l'hôpital, souvent menées sur la base d'observations, ont été l'occasion d'étudier un autre problème important : le travail de soins lui-même. Même s'il est étroitement lié aux caractéristiques des professionnels et aux facteurs organisationnels, il ne faut pas le confondre, ni avec la relation médecin-malade, moins encore avec le fonctionnement hospitalier, ses lignes d'autorité, ses négociations internes ou les enjeux qui s'y attachent dans la société globale. Cette analyse est intéressante de trois points de vue : 1) le travail de soins a pour spécificité de ne pas s'effectuer sur un matériau inerte mais sur des êtres humains ; 2) il prend des formes extrêmement variées, plus ou moins valorisées selon que les tâches sont réalisées par les médecins, les aides-soignants ou les agents hospitaliers ; 3) enfin, le travail proprement médical dans ses aspects les plus techniques et innovateurs est marqué par un haut niveau d'incertitude et un caractère problématique[13]. Car le travail de soins est apprécié en premier lieu par les malades et leur entourage, si bien que le pouvoir public y exerce un contrôle. À ce propos, le pouvoir public perd souvent l'efficacité dans son appréciation, dans la mesure où ce sont souvent les médecins seuls qui établissent les rapports sur l'organisation des soins et les résultats obtenus. Ils se placent dans une position ambiguë. Ils posent les actes et les évaluent, sans un autre interlocuteur. Les cas les plus probants sont ceux liés aux erreurs et abus médicaux, sources de décès non estimés. Car seul le collège des médecins détient le secret de ces crimes, non connus des services officiels.

L'hôpital apparaît, selon l'analyse sociologique, comme un lieu de crimes ininterrompus. Ni les services officiels, ni l'entourage des patients n'ont accès aux cercles fermés de travail des médicinaux. Ces derniers sont les seuls décideurs sur la vie des patients, à travers un processus de bricolage et d'incertitude, qui aboutit soit à la guérison, soit à l'extinction de la vie.

Le sale boulot est l'ensemble des travaux qu'exige la vie sociale, une catégorie particulière ayant pour objet, soit certains aspects de la vie domestique (vider les poubelles), soit les soins du corps dans leurs aspects déplaisants (vider les bassins des malades, par exemple). Le terme de « sale

---

[13] Gonet F., *L'Hôpital en question. Un diagnostic pour améliorer les relations de travail*, Éditions Lamarre, Paris, 1992, p. 98.

boulot » doit donc être entendu d'abord au sens strict mais, sur un autre plan, en termes de valorisation sociale, il s'oppose aussi au travail « respectable », et les deux types de travail sont accomplis par des acteurs différents[14]. C'est à l'hôpital où cette division particulière du travail est particulièrement pertinente. On peut y observer des métiers et des tâches au contenu très contrasté : à côté des professionnels qui expérimentent de nouveaux traitements ou qui manipulent des techniques de pointe, d'autres agents considérés comme sans compétences professionnelles font la toilette des malades. Ceci dévoile que le prestige des professionnels est le résultat d'une « division morale du travail », les tâches les moins nobles ayant été déléguées aux employés subalternes : la délégation s'effectue du médecin vers l'infirmière, puis de l'infirmière vers les aides-soignantes. Ainsi, de nouvelles fonctions se créent en bas de la hiérarchie pour prendre en charge les tâches abandonnées par les individus connaissant une ascension professionnelle.

Une recherche de Jean Peneff, qui a étudié par observation participante un service des urgences d'un hôpital de l'ouest de la France, présente une description extrêmement riche du travail des catégories sociologiquement les moins connues du monde hospitalier ; les brancardiers, les aides-soignantes, les infirmières, qui réalisent une part importante de ce sale boulot [15]. Le sociologue expose les différents aspects : la saleté, les odeurs, la charge physique, les atteintes à la pudeur du malade. Dans un tel contexte, ce travail est caractérisé par une contrainte extrêmement forte, l'alternance entre la routine et des situations d'urgence. Lors de l'arrivée

---

[14] Hugues E. C., « Social Role and the Division of Labor », *The Sociological Eye*, Selected Papers, Transaction books, 1984, pp. 304-310.

[15] Peneff J., *L'Hôpital en urgence*, Paris, Métailié, 1992, p. 100.

soudaine d'un malade grave, avec les changements de rythmes incessants qu'elle impose aux travailleurs non médecins et médecins, l'urgence abolit pour un instant les hiérarchies quotidiennes. D'où une forme de coopération nouvelle, plus égalitaire, qui s'instaure entre des personnes vivant une situation d'exception.

Cette division particulière du travail à l'hôpital se fait selon un rythme mélangé, de sorte que, tous (médecins, infirmières, aides-soignants...) forment un corps pour assurer les soins aux malades. Cette cohabitation particulière renvoie à l'idée d'une structure constituée d'éléments, dont s'effectue un jeu des rôles.

Ces comportements humains dégagent des interactions qui font que la fonction d'un élément est le rôle qu'il joue dans l'ensemble de la structure en tant que totalité et par conséquent la contribution qu'il apporte au maintien de la continuité, crée l'équilibre de la structure hospitalière.

Chapitre deuxième
Système de santé du Congo-Kinshasa

Ce que divulgueront les lignes qui suivent, ce sont en fait les origines du système de santé du Congo-Kinshasa, ainsi que les changements et démantèlements subis. Ces transformations s'inscrivent dans le cadre d'une politique d'autonomisation tant réclamée par les Africains à l'aube des années 1960. L'hôpital moderne tel que présenté au début de cette étude comme l'œuvre des colons sera également secoué par la vague des indépendances. Il a fini par perdre son ancrage sur la mission qui lui a été destinée.

Les pères des indépendances africaines voulaient en même temps : la prospérité et la mise à mort de la Mère-Afrique, suite aux atrocités des agents coloniaux, au dirigisme politique de l'administration coloniale, à la résistance à l'intégration à la vie européenne, à l'envie de se substituer à l'homme blanc (*Mondele*), à la reconquête du pouvoir politique. La seule et vraie réaction fut l'effondrement de l'accroissement colonial ainsi que tous ses symboles. Ainsi, la question de la continuité de l'appareil colonial n'était pas présente dans l'intuition des dirigeants africains de première heure. Elle n'était non plus leur inquiétude, l'entreprise coloniale fut dégagée férocement, car ces pionniers plantaient le décor d'une eschatologie aux conséquences considérables pour l'avenir des générations entières. En effet, ce contingent des dommages n'avait guère épargné les services hospitaliers, les entreprises agricoles, les sidérurgies, les infrastructures sociales, l'éducation, le système de santé et l'hygiène publique…

Ainsi, cette spirale de sous-développement a fini par accompagner les différents régimes politiques implantés tour à tour par les dirigeants africanistes, jusqu'à miner les économies nationales, la prospérité obtenue par les communautés « indigènes », ainsi que le nouveau mode de vie européen à peine acquis.

La santé est à cet effet un chantier culbuté ; les maladies jadis éradiquées ont resurgi, l'hygiène publique fut jetée dans la décharge de l'histoire coloniale, le contrôle des mouvements des populations a cédé la place à l'exode rural massif vers les centres urbains. Les coutumes et les traditions ont supplanté l'école ou du moins l'instruction reçue de l'école occidentale. Bref, l'appareil colonial fut déporté totalement, bien que certains vestiges aient subsisté de façon clairsemée.

2.1. Apport de l'État colonial

David Van décrit cette situation comme suit : « Soudain, tout se passa en un éclair. En 1955, pas une seule organisation indigène ne rêvait encore d'un Congo indépendant. Cinq années plus tard, l'autonomie politique était un fait. Cette rapidité a stupéfié quasiment tout le monde, à commencer par les Congolais eux-mêmes. Tout compte fait, le colonialisme belge auquel ils étaient soumis était imprégné de l'idée de progressivité… Les choses allaient se dérouler autrement. La progressivité céda à la ruée, la pondération au chaos. Qui en fut responsable ? Personne en particulier. Ou plutôt : tout le monde[16]. »

Comme nous l'avons dépeint dans notre thèse de doctorat, le système de santé du Congo-Kinshasa tire ses origines du système de santé belge. Déjà en 1876, lors de

---

[16] David V. R., *Congo, une histoire*, Paris, Actes Sud, 2012, p. 249.

son discours prononcé à l'occasion de l'inauguration de la Conférence géographique de Bruxelles, le roi Léopold II assigna entre autres comme objectifs à l'Association internationale africaine (AIA) chargée d'explorer le bassin du Congo, la création des stations hospitalières. En effet, pour le territoire, qui deviendra le Congo, les maladies rencontrées étaient cependant, pour la plupart, très mal connues, surtout par les médecins belges, qui n'avaient aucune expérience de l'Afrique, et les remèdes souvent inexistants. On ne connaissait même pas le parasite du paludisme (malaria), ni son mode de transmission (fièvre des marais, mauvais air[17]). Les premiers médecins envoyés sur place firent leur apprentissage à partir de cette situation en se familiarisant « sur le tas » avec l'expérience médicale qui, au fil des siècles, s'était accumulée sur la côte. De plus, le territoire de la colonie était très mal connu et il n'y avait que peu de voies de communication, en dehors des cours d'eau. Les médecins envoyés par le roi des Belges firent également de nombreuses et précieuses observations sur les maladies et les grands problèmes rencontrés par les populations. Ces observations contribuèrent par la suite à la recherche médicale et à l'organisation des services médicaux au Congo. Ainsi, l'histoire du système de santé du Congo-Kinshasa peut être retracée de la manière suivante :

Par arrêté du 7 décembre 1887, paraissent les premières mesures d'hygiène et de police sanitaire pour les ports de Boma et Banana. Le décret du 5 août 1888 organise le service, la couverture médicale sera, elle, assurée dans les centres les plus importants. Mais à partir de 1899, des commissions d'hygiène sont instituées dans les chefs-lieux de district, des mesures administratives sont prises pour lutter contre la variole et la maladie du sommeil auprès des populations de la colonie (Congo belge), et des subventions

[17] Kwilu landundu H., *op. cit.*, p. 148.

sont accordées aux hôpitaux, aux dispensaires et aux laboratoires de Léopoldville. C'est en 1893 que vont commencer les campagnes de vaccination contre la variole et la maladie du sommeil, précisément à Boma et dans le Haut-Congo, mais suite à l'immensité du territoire, le roi des Belges fit appel aux missionnaires, aux sociétés et organismes privés, tels que : la Croix-Rouge, le Centre d'études médicales de l'Université de Bruxelles en Afrique (CEMUBAC), le Fonds du bien-être indigène (FBEI), le Fonds reine Elisabeth pour l'assistance médicale (FORAMI), le Fonds social du Kivu, l'Œuvre reine Astrid pour la mère et l'enfant indigène (ORAMEI), la Fondation médicale de l'Université Louvain au Congo (FOMULAC), la Fondation Symetrin, la Fondation Damien, le Fonds médical tropical (FOMETRO), le Foperda…, pour soutenir la santé des populations locales au Congo. Le roi créa également en 1897 l'école de Médecine tropicale de Liverpool, suivie de l'Institut d'hygiène et de maladies exotiques de Bruxelles en 1905.

Ainsi, entre 1911 et 1928, le service médical s'organise davantage, en développant la lutte contre la maladie du sommeil et les autres maladies transmissibles. C'est seulement en 1922 qu'il devint autonome. À la même période, les services médicaux du gouvernement colonial comptaient 34 établissements hospitaliers avec un total de 3 040 lits. Entre 1946 et 1956, le nombre d'établissements hospitaliers atteignit 293, avec 40 910 lits.

À l'issue de la Seconde Guerre mondiale, le gouvernement colonial, soucieux de renforcer les capacités des services hospitaliers de la colonie, avait mis en place le Plan Van Hoof-Duren, pour l'installation d'un centre médico-chirurgical dans le chef-lieu de chaque territoire du Congo. Au total, 138 structures médicales furent implantées avec deux médecins comme gestionnaires. En milieux ruraux, ce sont les infirmiers et agents sanitaires qui supervisèrent les dispensaires ruraux.

En 1960, les répercussions des bouleversements générés par l'indépendance ont discouru un coup fatal au système de santé colonial, avec comme enchaînements le départ des médecins des campagnes. L'OMS essaya en vain de lancer « l'Opération Congo », en recrutant le personnel médical dans différents pays à l'initiative de la Croix-Rouge internationale. Mais la situation devenait de plus en plus difficile. Pour endiguer le désastre, le Fonds médical tropical (Fometro) fut créé en 1961. Il a survécu jusqu'en 1990 comme organe consultatif de l'administration belge pour la coopération médicale au Congo. Actuellement, Fometro fonctionne comme une ONG grâce à ses propres ressources et aux appuis des organismes financiers.

Depuis la fin de l'administration coloniale en 1960, aucune orientation politique n'a défini les objectifs en rapport avec les besoins sanitaires de communautés. Dans ces conditions, on a vu les inégalités s'accentuer dans l'accès aux soins de santé. Ainsi, le système de santé congolais a été restructuré, pour fonctionner à trois niveaux : central, provincial et périphérique. Cette structure administrative gère les ressources médicales de la ville, traduit en objectifs et en programmes spécifiques les axes d'actions définies par le niveau central.

Ainsi, bien que découlant du système médical belge, le système de santé congolais éprouve encore d'énormes difficultés pour assurer la prise en charge des patients et faire face aux épidémies meurtrières qui ne cessent d'apparaître dans le pays, tels sont les cas de : Ebola, choléra, rougeole, le coronavirus…

2.2. L'évolution et l'état actuel du système de santé au Congo-Kinshasa

Le traité hippocratique des eaux, des airs et des lieux insiste sur le rôle immense de la variation de la pression atmosphérique et des changements de saison sur la maladie : une offensive prématurée du froid est susceptible d'effectuer des ravages, les vents sont responsables des crises épileptiques ou, nous dit encore Hippocrate, l'autonome doit être considérée comme la pire des saisons pour la santé. Et le chaud semble unanimement réputé pathogène que le froid, surtout dans les classes populaires[18].

Comme nous l'avons indiqué dans nos précédents écrits, le besoin de santé se passe désormais de justifications extérieures et fonctionnelles, il tire sa légitimité de lui-même. La santé est devenue une valeur en soi que l'allongement de la durée de vie ne fait que renforcer. Il s'agit tout aussi bien d'éviter les maladies que de faire appel à l'ensemble des moyens existants pour les contrer lorsqu'elles se présentent[19].

Ceci étant, le système de santé devient un cadre adapté pouvant garantir la santé de tout individu. Il doit se conformer aux besoins de santé des populations. Nous partageons la même pensée avec Naphayvong, qui conclut à ce propos que le système de santé doit respecter les principaux problèmes liés à sa gouvernance : la réforme, la décentralisation, la gestion des ressources humaines, le financement, les médicaments (et autres produits de santé), les infrastructures, les équipements et matériels, les nouvelles technologies, l'information sanitaire et la prestation des soins[20].

---

[18] Laplantine F., *Anthropologie de la maladie*, Paris, Payot, 1992, p. 77.
[19] Laplantine F., *op. cit.*, p. 78.
[20] Naphayvong P., *Système de santé en RDP LAO*, 2011, p. 20.

En effet, cette réalité est loin d'être respectée au Congo-Kinshasa. Car depuis la fin de l'administration coloniale, tous les efforts engagés pour redresser le système de santé ont été voués à l'échec, à cause notamment de la mauvaise gouvernance, de manque de politique cohérente et de l'absence de leadership dans le chef des responsables qui gèrent le secteur de la santé. À cet effet, le système de santé au Congo-Kinshasa est moins performant, la prestation des services ne correspond pas aux besoins de plus en plus croissants des populations, le financement et l'administration générale de ce secteur sont quasiment absents. Les lois, les politiques et les textes réglementaires contrefaits sur les modèles des pays européens ne sont ni respectés, ni appliqués. Les différentes réformes et la décentralisation sanitaire n'existent presque pas. Le système de santé au Congo-Kinshasa résiste encore grâce aux appuis des partenaires extérieurs. Nous pouvons citer à titre illustratif : le Fonds mondial tuberculose et sida, la Fondation Damien, la Coopération technique belge… Le détournement de fonds destinés au secteur de la santé est fréquent. Les multiples aides allouées par les partenaires en rapport avec les urgences médicales n'arrivent pas aux bénéficiaires. Elles sont le plus souvent la cible des responsables politiques et gestionnaires du secteur de la santé. En sus, il se crée une coopération occulte entre certains partenaires et les dirigeants politiques, parce qu'aucune sanction n'est infligée aux coupables de ces méfaits. Ceci soutient l'idée selon laquelle le Congo-Kinshasa est le pays le plus corrompu et la corruption y est institutionnalisée.

En outre, il faut signaler les disparités et les inégalités trop manifestes dans l'accès aux soins de santé de qualité. Les catégories les plus vulnérables en paient les frais, notamment les enfants, les femmes, les sans-emploi, les démunis… Pour suppléer à leurs carences, ces groupes se rabaissent à l'automédication et à la médecine traditionnelle, qui du reste est muée par le bricolage. Par conséquent, le personnel médical, étant modiquement rémunéré, se livre aux pratiques prohibées telles que la vente illicite des médicaments, la demande de pourboire chez les malades internés. Il trafique les examens cliniques et les consultations auprès des médecins, à l'insu du service de comptabilité de l'hôpital, c'est-à-dire le personnel médical récupère les échantillons des selles, des urines et des crachats auprès des tiers pour les examiner au laboratoire sans passer par la voie indiquée, moyennant une modique somme.

On note également que les taux de décès les plus probants sont liés à la déficience de la prise en charge (à 90 %). Il faut signaler aussi que l'information sanitaire ne suit pas son cours normal, faute de dispositifs appropriés. Et pendant la survenue des épidémies meurtrières, il n'y a pas un système d'alerte structuré. Le plus souvent, on recourt aux médias publics (la radio et la télévision nationale), qui sont les moins suivis par une bonne frange de la population, suite aux coupures intempestives d'électricité, et surtout que les familles les plus démunies ne disposent ni de radio, ni de téléviseur pour écouter les nouvelles de leur communauté. De ce fait, la population est souvent informée avec un retard considérable, et c'est souvent après avoir été tragiquement infecté. C'est ce qui traduirait les taux de morbidité et de mortalité très dramatiques.

La majorité des foyers congolais vivent dans une extrême pauvreté, ils n'ont pas accès à l'eau potable et aux latrines salubres. Cette situation est à l'origine des maladies hydriques et infectieuses. Selon une enquête menée par l'Unicef-Congo, environ 7,2 % des enfants congolais ont un poids insuffisant à la naissance (inférieur à 2,5 kg) et sont susceptibles de mourir durant le premier mois de vie. Le taux de mortalité néonatale est de 31/1 000, le taux de mortalité infantile est de 73/1 000 et infanto-juvénile 92/1 000. Ainsi, 8,8 % des enfants de moins de 5 ans souffrent d'un retard de croissance sévère et, d'une insuffisance pondérale, à peine 2,6 %. Ce déficit est lié à l'état nutritionnel assez critique et également au manque de soins appropriés. En effet, malgré la proximité géographique des services de santé, 2,3 % des femmes au Congo-Kinshasa déclarent avoir rencontré des problèmes pour accéder aux soins ; 2,7 % d'entre elles évoquent les problèmes financiers, tandis que 23,5 % affirment avoir éprouvé des difficultés de transport[21].

La dépendance de certaines femmes vis-à-vis de leur mari limite aussi leur accès aux soins ; 10,5 % d'entre elles révèlent s'être vu refuser la permission par leur mari de se rendre au centre médical pour se soigner, 59,3 % des femmes ont bénéficié de soins prénatals chez un médecin ou une sage-femme au cours de leur dernière grossesse. Ce qui explique probablement le taux de mortalité maternelle de 549 pour 100 000.

À titre illustratif, la structuration du système de santé au Congo-Kinshasa comprend les entités suivantes : l'Hôpital général de référence, le Centre de santé de référence, le Centre de santé et le Poste de santé. En plus, le pays est subdivisé en 55 districts sanitaires et 515 zones de santé[22]. Selon le même rapport, actuellement, le ministère de la Santé compte 13 directions centrales et 52 programmes spécialisés coordonnés par le secrétariat général à la Santé. Le système des soins de santé est organisé en 3 niveaux, dont le niveau central (cabinet du ministre, secrétariat général, directions centrales et programmes spécialisés), le niveau intermédiaire (inspection provinciale et les différents bureaux, coordinations provinciales et le district

---

[21] Rapport d'enquête EDS, 2012, p. 11-12.
[22] Art. cit., p. 14.

sanitaire) et le niveau périphérique, qui comprend les zones de santé (subdivisées en aires de santé), qui est en fait le niveau opérationnel des activités de soins de santé primaires. Cette mégastructure n'assure pas la prise en charge des malades disséminés sur toute l'étendue du territoire national. Le gouvernement de la république n'a pas assez investi dans le secteur de la santé, malgré l'escalade des minerais dont regorge le Congo. Ces dividendes tirés des ressources minières garnissent l'oligarchie politique en place, leur procurent des villas en Europe, aux USA… tandis que la population croupit dans la misère et meurt des pathologies banales (fièvre typhoïde, paludisme, infections respiratoires…).

Comme nous l'avons indiqué ci-dessus, le système de santé au Congo-Kinshasa dépend fortement de l'aide extérieure et des donateurs bilatéraux et multilatéraux. Le pays reçoit 6 $ US par habitant pour les soins de santé. Ceci ne représente que 9 % d'un total de 63 $ US reçus en aide par habitant. Ces 9 % sont éminemment utilisés pour la vaccination des enfants.

En effet, la tarification des services varie d'un établissement médical à l'autre. Certaines structures médicales chiffrent des honoraires fixes « symboliques », d'autres au contraire exigent 50 % des coûts perçus. Ce qui réduirait fortement l'accès aux soins médicaux, eu égard au coût exorbitant.

Ce rapport d'enquête nous renseigne que le Congo-Kinshasa possède 400 hôpitaux publics (1 pour 180 000 habitants) et 5 078 centres des soins médicaux (1 pour 10 000 habitants). Ce qui présente un état basique dérisoire : 9 lits d'hôpital, 5 infirmiers et 1 médecin pour 10 000 personnes.

Le système de santé au Congo-Kinshasa prend en priorité les soins curatifs en lieu et place des soins préventifs. Cette priorisation est due au fait que les soins sont payés par les malades à 70 %, l'assistance publique n'existe pas.

Selon la même source, on note une présence continue des pathologies (qui du reste sont évitables) suivantes : le paludisme (la population entière de la RD Congo est exposée au paludisme et 11 % des cas en Afrique s'y produisent, selon l'OMS), le sida (100 000 personnes meurent chaque année des séquelles du sida), les affections diarrhéiques, le tétanos, la diphtérie, la coqueluche, la poliomyélite, la rougeole (6 000 décès chez les enfants en 2019), la trypanosomiase, l'onchocercose, la bilharziose, la lèpre, les complications associées à la grossesse.

En effet, actuellement, le système de santé bifurque entre la lutte contre les anciennes pathologies et les nouvelles affections (les maladies cardiovasculaires). Par rapport à cette donne, il se pose un réel problème de formation des ressources humaines devant assurer la prise en charge des malades. Et on note aussi l'absence des nouvelles technologies pour faciliter un bon diagnostic. Hormis l'hôpital du Cinquantenaire et quelques hôpitaux privés, qui disposent encore d'un cadre d'accueil assez structuré. La consultation du médecin est un luxe, surtout pour les pauvres et les gagne-peu, y compris les populations établies en milieux périurbains et ruraux.

En effet, le manque de canaux d'éducation sanitaire auprès des jeunes les expose au travail de sexe. Ce métier, pertinemment perceptible aux abords de petits marchés, est occasionnel et nocturne. La passe se négocie à un dollar, soit par découvert.

En dehors du sida, le paludisme demeure l'endémie majeure et l'une des causes de morbidité. Il est également parmi les causes de mortalité maternelle et infantile, car 25,7 % seulement des ménages disposent de moustiquaires initialement, 15,9 % utilisent des moustiquaires imprégnées industriellement et 42,2 % possèdent des moustiquaires imprégnées ou non. Mais tous les ménages n'en utilisent pas forcément, seuls un tiers d'enfants de moins de 5 ans et un quart des femmes enceintes de 15 à 49 ans emploient une moustiquaire[23].

Outre les affections citées, Congo-Kinshasa est une zone endémique, où resurgissent des maladies meurtrières, notamment la fièvre hémorragique à virus Ebola, le choléra, la fièvre jaune… Les maladies chroniques (diabète, hypertension artérielle, tuberculose, troubles mentaux) sont classées parmi les pathologies graves, dont le système de santé peine à soigner, faute d'équipements adaptés et de manque de prise en charge appropriée.

Enfin, il faut indiquer que le démantèlement du système de santé crée le climat de panique et présage la mort dans le quotidien des Congolais. Dans les discours des habitants de Kinshasa par exemple, on retient le dicton suivant : *« liwa na liwa na Kin »* (en lingala, la langue vernaculaire), qui veut dire : *« la mort est omniprésente à Kinshasa »*. Le système de santé congolais est marqué par une inadéquation dans le recrutement et les affectations du personnel médical. Car 80 % de ce dernier est semi et sous-lettré. Ceci entrave la planification et le management hospitaliers. Le recrutement du personnel ne se fait pas selon les normes. C'est plutôt le clientélisme qui est mis à l'évidence. Le secteur pharmaceutique est lui aussi très corrompu. Ce sont plutôt les firmes pharmaceutiques asiatiques qui livrent les médicaments fabriqués dans des conditions déplorables. À côté de ce cocktail, on peut noter une classe des médecins traditionnels, qui proposent des portions de tout genre, à vil prix, dont la menace n'inquiète personne.

Ainsi, devant cette montée d'intervenants dans la prise en charge des malades, s'ajoutent les églises, qui elles s'appuient sur la doctrine et les missions prophétiques

[23] *Ibidem*, p. 16.

bibliques de la guérison, à l'imitation de Jésus-Christ le guérisseur.

C'est autour de cet étal que le sort des nombreux patients au Congo-Kinshasa est décidé.

En effet, qu'est-ce qui bloquerait le déclenchement d'une véritable révolution sanitaire au Congo-Kinshasa, eu égard à la flambée des pathologies émergentes ? Résolument, la mauvaise gouvernance et l'immaturité politique seraient la cause de cet évanouissement du secteur de la santé au Congo-Kinshasa.

Chapitre troisième : l'imaginaire social autour de la maladie

Dans les lignes qui suivent, nous allons aborder la question relative à l'imaginaire social des populations congolaises en rapport avec la maladie et les modes de traitement.

3.1. Qu'est-ce que la maladie ?

On peut définir la maladie par opposition à la santé. Cf. la déclaration de l'OMS. Il existe aussi une approche par le pathologique et le normal (Canguilhem et Durkheim). Et sociologiquement, la maladie se définit en tant que fait culturel et social. Elle est une altération des fonctions ou de la santé d'un organisme vivant, animal ou végétal. Les termes maladie et malade proviennent du latin *male habitus* signifiant « qui est en mauvais état ». On parle aussi de la maladie, en se référant à l'ensemble des altérations de santé, que d'une maladie qui désigne alors une entité particulière caractérisée par des causes, des symptômes, une évolution et des possibilités thérapeutiques propres. Un malade est une personne souffrant d'une maladie, qu'elle soit déterminée ou non. La plupart du temps, ce terme est utilisé pour désigner un être humain. Lorsqu'il est pris en charge par un médecin ou qu'il reçoit une attention médicale, il devient alors un *patient*. La santé et la maladie font partie intégrante de la vie, du processus biologique et des interactions avec le milieu social et environnemental.

Généralement, la maladie se définit comme une entité opposée à la santé, dont l'effet négatif est dû à une altération ou à une déshumanisation d'un système à un niveau quelconque (moléculaire, corporel, mental, émotionnel...) comme normal équilibré ou harmonieux.

Par abus de langage, le terme maladie est parfois utilisé plus largement pour faire référence à certaines conditions causant inconfort, détresse, problèmes sociaux ou la mort chez la personne concernée, ou des problèmes similaires chez les personnes en contact avec elle. On l'utilise aussi pour parler de manies et autres passions. La maladie est à différencier des blessures, handicaps, syndromes et affections. Un syndrome est un ensemble de signes ou de symptômes qui apparaissent simultanément.

Ainsi l'usage médical distingue une maladie, qui a une cause spécifique connue, d'un syndrome, qui ne se préoccupe pas des causes. Une affection désigne une altération de fonctions qui est rattachée à un organe spécifique et qui ne prend en compte ni les causes, ni les symptômes, ni le traitement. Tout comme les syndromes, elle est parfois distinguée d'une maladie. Un handicap serait une déficience qui peut aussi bien être due à une maladie qu'à une blessure. Un virus est plutôt un agent infectieux très petit, qui possède un seul type d'acide nucléique, ADN ou ARN, et qui ne peut se reproduire qu'en parasitant une cellule. Le virus entraîne la contagion d'une maladie et peut provoquer la mort ou le handicap.

Classifier un certain état comme une maladie est un fait social d'évaluation. Ainsi, certains états ne sont reconnus comme des maladies que dans certaines cultures, ou à certaines époques, et pas dans d'autres. On parle alors *de syndromes culturels*. Parfois la catégorisation d'un état comme une maladie est controversée au sein d'une même société. L'hyperactivité et l'obésité sont par exemple des états de plus en plus considérés comme des maladies par l'opinion publique dans les pays occidentaux, mais n'étaient pas ainsi considérées il y a encore quelques décennies, et ne le sont toujours pas dans certains pays africains et asiatiques. Depuis le XIXe siècle, l'homosexualité a été traitée comme une maladie et est encore considérée comme telle par certains, bien qu'elle ne le soit plus par les psychologues.

Habituellement, une personne est désignée comme malade lorsqu'on considère que son état actuel nécessite un traitement. Par extension, on peut associer la maladie à des entités non biologiques pour signifier qu'elles sont altérées ou que leur fonctionnement n'est plus considéré comme bon. Il est ainsi habituel d'entendre les termes « société malade » ou « entreprise malade », par exemple. Mais qu'est-ce qu'un malade ?

3.1.1. Typologies de malades

Il existe quatre façons différentes de nommer un même individu :

- malade ;
- patient ;
- client ;
- usager.

➢ Malade : est une personne souffrant d'une maladie. Le terme est descriptif et met en avant la transformation biologique et physique que subit l'individu.

➢ Patient : désigne une personne recevant une attention médicale ou à qui sont prodigués des soins. Le fait de solliciter l'aide du médecin transforme le malade en patient. Ce dernier est un individu « qui attend », il est dans les mains du médecin. Patient renvoie à une image de « passivité » où le médecin est expert, le malade profane.

- ➢ Client : est en économie une personne qui achète un bien de consommation ou en médecine un savoir, un conseil, un avis. En médecine, les médecins de ville parlent de clientèle. Le concept de « client » renvoie à une image peu noble, mais bien réelle : si le médecin est celui qui guérit, qui soigne le patient, en revanche « le malade » est celui qui fait vivre le médecin en le rémunérant. Le malade est-il alors un patient ou « un client roi » en droit d'obtenir le service qu'il est venu chercher ?
- ➢ Usager : est une personne qui utilise un service public, il s'oppose au client qui utilise les services d'une entreprise privée. En médecine, parler d'usagers du système de santé est habituel. Le concept d'usager renvoie à une nouvelle image : le malade est un individu qui a des droits et peut avoir recours à la justice. Le médecin est celui qui soigne, qui guérit, qui vend un service mais il ne vend pas un service comme un autre, il doit respecter un code de déontologie et être dévoué au bien public.

Aucune de ces définitions ne recouvre à elle seule la réalité, mais donne une image globale de la personne qui se trouve dans le cabinet du médecin.

Cette même personne aura plusieurs types d'attentes, portera tour à tour plusieurs masques, jouera différents rôles :

- celui qui expose des symptômes, et attend un diagnostic,
- celui qui fait confiance, remet sa vie entre « les mains » du médecin et attend la bonne décision, la bonne proposition,
- celui qui vient chercher un service précis et qui paye pour cela, et entend donc obtenir ce qu'il est venu chercher,

- celui qui est en souffrance, et a besoin de « son médecin » au moment où il se sent mal ; et attend dévouement, « sacrifice » et disponibilité. Malade et patient renvoient à l'image d'un individu passif.

L'autorité est dans les mains du médecin. Client et usager renvoient à l'image d'un individu actif. Ceci constitue la construction historique du personnage de « malade ». La prise en charge de la tuberculose permet, au XIXe siècle, l'invention d'un nouveau personnage : le malade. Le malade devient celui qui fait attention à son corps, protège sa santé, fait de la prévention, cotise à la Sécurité sociale, consulte le médecin, va à l'hôpital et meurt à l'hôpital.

Les malades se traduisent évidemment par des mots, utilisés par des médecins, des malades et, plus largement, par chacun de nous. Ces mots varient avec la culture et l'histoire de la société et des paradigmes médicaux et l'expérience de chacun aussi. Diverses questions sont soulevées sur les maladies : « quand », « par qui », « pourquoi »…

Les réponses à ces questions nous permettent de saisir le concept de maladie. En premier lieu, la conception médicale des maladies : s'agit-il d'*entités* cohérentes, certes évolutives dans l'histoire, mais assez peu variables, ou sont des ensembles complexes, aux composantes très diverses, aux contours incertains, notamment parce que considérées à partir de multiples points de vue ?

Comment les médecins ont-ils construit, déconstruit et reconstruit les noms des malades ?

3.1.2. La nomination des malades

Dans une certaine mesure, les maladies n'existent que parce que les médecins les nomment. Les noms d'assez nombreuses maladies ont changé au cours du temps. La maladie décrite par Aloïs Alzheimer à la fin du XIXe a

« remplacé » les démences séniles et préséniles, qui avaient encore cours à la fin des années 1970.

Le tremblement sénile a été détrôné par le tremblement essentiel ou familial. Les atrophies ont pris la place des dégénérescences. Les ramollissements cérébraux sont devenus des infarctus. Bien des manifestations jadis regroupées sous la rubrique de l'hystérie, portent d'autres noms (trouble somatoforme, fibromyalgie, fatigue chronique, etc.).

Le trouble bipolaire a remplacé la psychose maniaco-dépressive, qui elle-même avait été une manie périodique, etc. C'est qu'il est plus acceptable, socialement, d'avoir un Alzheimer, une atrophie, un infarctus cérébral, une fibromyalgie ou un trouble bipolaire, plutôt que d'être dément, sénile, dégénéré, ramolli, hystérique ou maniaco-dépressif.

Au-delà de ces « dénominations », les noms des malades se sont surtout construits à partir de paradigmes et de méthodes qui ont changé d'un siècle à l'autre.

Citons, à titre illustratif, trois paradigmes : le paradigme de la médecine occidentale fut *l'observation clinique*, initialement hippocratique, puis renouvelée au XVIIIe, au XIXe ; quelques entités cliniques furent ainsi décrites : la maladie de Parkinson en 1817, laquelle s'est maintenue en tant qu'entité éponyme jusqu'à nos jours ; car elle est sémiologiquement très caractéristique : elle comporte des signes cliniques souvent associés.

Durant l'ère classique, un deuxième paradigme, qui fut aussi une méthode, intervint : le *naturalisme*. Suivant le modèle, les médecins conçurent les maladies comme des objets naturels qu'ils nommèrent pour les classer selon leurs traits permanents ou non, en tentant de distinguer l'essentiel de l'accessoire.

Mais ces tentatives de classification naturaliste n'aboutirent qu'à une nébuleuse de fièvre ou quart, d'entités supposées, aux contenus et contours incertains, aux noms changeants, car n'étant constituées que dans le seul plan de la clinique.

Cette impasse épistémologique allait cependant imprimer à la médecine une forte orientation naturaliste qui reste encore vive aujourd'hui, notamment en médecine universitaire.

Le troisième paradigme fut celui de l'anatomo-clinique, au XVIIIe et au XIXe. En corrélant le plus étroitement possible la maladie à la lésion, l'anatomo-clinique allait décrire durant le XIXe la plupart des « grandes » maladies et les nommer selon le critère lésionnel : sclérose latérale, sclérose en plaques, athérosclérose, etc., en réduisant une nosographie plus fiable, en prenant une orientation résolument somatologique.

La fécondité du concept de « lésion-malade » est due à son efficacité diagnostique et rend compte du développement du plateau technique d'imagerie médicale ou peut se déployer parfois presque sans limite selon la pulsion scopique du médecin.

Il est très fréquent que soient reformulées médicalement des énonciations de symptômes, quand rien ne permet de les inscrire dans une maladie (qu'il s'agisse de symptômes tout au début d'une maladie ou de symptômes passagers, sans maladie à venir).

3.1.3. La conception des maladies à travers le temps

La maladie semble être une réalité biologique qui est toujours la même partout, mais elle est interprétée différemment selon chaque individu et chaque société. Disons que les maladies ont une histoire et prennent sens dans un environnement social particulier. Chaque époque a sa maladie emblématique :

- au Moyen Âge : la peste, la lèpre ;
- au XIXe siècle : la tuberculose, la syphilis ;
- au XXe siècle : le cancer, le sida ;
- au XXIe siècle : selon l'OMS, les maladies mentales et les maladies cardiovasculaires joueront ce rôle. Et actuellement le COVID-19 sème l'effroi.

À la même réalité biologique ne correspond pas le même regard social. La maladie n'a pas le même sens pour un homme du Moyen Âge que pour un homme du XXIe siècle.

3.1.4. Deux évolutions majeures :

Nous sommes passés du modèle collectif et contagieux des maladies (où maladie est avant tout synonyme d'épidémie) à un modèle où dominent les maladies chroniques.

Les maladies aiguës et chroniques peuvent être analysées en termes de *carrière*. En sociologie de la médecine, les maladies chroniques se transforment en carrière de la personne malade. Car la personne est liée à l'institution médicale pour le reste de sa vie. La maladie aiguë est caractérisée par un temps court de quelques jours à quelques semaines. La cause peut être traitée, le plus souvent, par des médicaments.

Deux possibilités s'ouvrent : la guérison ou la mort. Le modèle holiste s'intègre dans le modèle biomédical : une maladie précise, un ennemi maléfique à éradiquer, la maladie est centrale, l'individu périphérique. Dans ce modèle, le patient est interlocuteur essentiel : le médecin. L'avis du patient est secondaire.

Quant à la maladie chronique, elle a un début et n'a pas de fin, elle dure toute la vie ou du moins très longtemps. Maladie souvent incurable, seules les conséquences peuvent être traitées, selon la médecine.

À ce stade, l'absence de guérison amène le patient à s'accoutumer à sa maladie. Dans ce modèle, le patient a de multiples interlocuteurs, le médecin a besoin de l'aide du patient pour le suivi et la prise en charge de la maladie, le patient devient un partenaire. La maladie chronique crée une relation affective entre le soignant et le patient. Elle peut aussi représenter la maladie prototype du XXIe siècle reléguant la plupart des maladies aiguës au niveau de la biologie ; le travail noble du médecin au quotidien n'est pas le traitement des grippes et des angines, mais la gestion du diabète, le dépistage du cancer…

La maladie ne prend sens que dans un contexte donné, à une époque donnée, en fonction des enjeux et des besoins de l'époque (économiques, sociaux…). Les maladies ne correspondent pas uniquement à un processus biologique qui affecte le corps.

Les maladies n'ont pas de définition biologique universelle, éternelle et immuable, elles ne sont pas uniquement le reflet de l'ordre naturel des choses. Chaque maladie a une histoire et s'insère dans un contexte social. La démarche anthropologique permet d'opérer une rupture avec la conception selon laquelle la maladie serait une réalité uniquement décryptable sur le plan biologique.

L'évolution du savoir montre que les maladies se définissent de deux manières : biologiquement et socialement. La maladie comme système d'interactions complexes entre le biologique, la réaction individuelle et les influences socioculturelles est biologiquement et socialement construite.

Dans la mesure où le champ médical a été envahi par la technique, il a été abandonné proportionnellement par la *magie*. Les connaissances étiologiques des maladies continuent de progresser rapidement. Par exemple, on est de plus en plus convaincu qu'il est possible de traiter toutes les maladies et de reculer l'échéance de la mort – parce que les techniques diagnostiques et curatives sont suffisamment avancées.

Mais on reconnaît aussi que la maladie s'insère dans une totalité, et que le patient provient d'une société complexe et qu'il réagit différemment au processus évolutif de la maladie et au contexte thérapeutique. Le contexte social de la maladie, avant, pendant et après l'hospitalisation est de plus en plus accepté en tant que facteur étiologique. Parallèlement, les nouvelles fonctions préventives de l'hôpital font éclater les cadres modernes des soins infirmiers. Ces nouvelles conceptions et tendances soulignent l'importance de la recherche transdisciplinaire et du travail d'équipe à l'hôpital.

On sait que les recherches en sciences sociales dans les hôpitaux américains, anglais et français ont quelque peu modifié le traitement médical dans le cadre hospitalier dans le sens d'une grande humanisation du soin.

3.2. La prise en charge des patients

Dans les sociétés industrialisées contemporaines, comme le note Muchembled, la maladie implique le contact avec la médecine. Consulter un médecin et suivre ses prescriptions représente la réaction presque immédiate lors de tout malaise ou de toute manifestation corporelle inhabituelle. C'est même une obligation morale : il faut être un « bon malade », c'est-à-dire qu'il faut se soigner. De plus, nous subissons souvent un examen médical en dehors de tout trouble : dans le cadre de la médecine scolaire ou de la médecine du travail par exemple. L'attention préventive à notre corps fait partie de nos droits mais aussi de nos devoirs[24].

[24] Muchembled R., *La Sorcière au village*, Paris, Gallimard-Julliard, 1979, p. 25.

Dans la société traditionnelle, on consultait également le médecin traditionnel si l'on juge la maladie suffisamment grave. Sinon, le malade seul pouvait utiliser quelques feuilles ou racines pour l'éradiquer. L'évolution qui a abouti à la situation actuelle, celle d'une « société médicalisée », a mis des siècles à s'accomplir. Elle suppose d'abord que l'homme doit cesser de percevoir la maladie comme un mal sur lequel il n'a pas de prise. La résignation doit s'effacer devant la volonté de connaître et d'agir. Dans les sociétés occidentales, celle-ci s'est incarnée dans le développement de la médecine scientifique, qui se double d'un activisme médical ayant d'ailleurs anticipé sur l'efficacité des thérapeutiques. Parallèlement, la société congolaise a peu à peu subi des transformations pour mêler la conception ancestrale de la maladie à celle occidentale. Cette mosaïque développa un ensemble de systèmes médicaux qui persistent encore. La santé est d'ores et déjà devenue une préoccupation des communautés locales. La maladie est scrutée à sa moindre expression avec les moyens peu performants.

Pendant les épidémies, les hommes ressentirent surtout leur impuissance face à la maladie. Durant l'Antiquité, elle est liée au destin, au *fatum*, qui s'abat sur l'individu brutalement et inexorablement. Puis, dans l'Occident chrétien, la conception religieuse du mal a relayé celle du destin inéluctable : Dieu envoie la maladie à l'homme en raison de sa nature pécheresse ; elle doit être l'occasion de la rédemption. Pourtant, dans aucune société le fatalisme ne fut total. Lutter contre la maladie, même si l'espoir de la vaincre est faible, est une conduite de toujours. Mais, avant de se concentrer sur la médecine, les moyens de cette lutte ont longtemps été très divers. En France par exemple, à la fin du Moyen Âge, il n'y a pas de médecins dans les villages et la mort y est omniprésente. On s'adresse indifféremment aux devins et guérisseurs dont les pratiques confondent remèdes empiriques, rituels magiques et recours religieux : l'emploi des décoctions d'herbes va de pair avec les prières et pénitences et s'accompagne de conjurations magiques[25].

Ainsi, pendant des siècles, l'Église lutte contre les sorciers, et surtout les sorcières, et s'efforce de marquer la frontière entre l'appel à Dieu et les pratiques qu'elle réprouve. Cependant, l'exemple des saints guérisseurs montre combien, pour la population, les deux registres magiques et religieux sont mêlés : loin de ne voir en eux que des intercesseurs auprès de la volonté divine, elle les considère comme des faiseurs de miracles dont l'efficacité est accrue par l'observance de rites matériels.

Cette proximité entre médecine, magie et religion, caractéristique des médecines anciennes, tant savantes que populaires, existe dans toutes les cultures. Dans les sociétés traditionnelles, les représentations de la maladie se relient à des conceptions plus générales : celles de l'univers, des dieux, de la personne, des rapports au sein du lignage. Les pratiques pour diagnostiquer et soigner incluent toujours des éléments magico-religieux : séances de divination pour établir les causes du trouble, sacrifices aux dieux ou aux génies, exorcismes pour expulser du corps du patient le démon ou l'ancêtre responsable de la maladie. Presque toujours, le thérapeute est aussi prêtre ou (?) sorcier ; dans certains cas, ces trois personnages sont considérés comme également compétents pour traiter la maladie. La médecine scientifique moderne paraît très différente ; elle se caractérise par la prédominance progressive d'une orientation empirique, par la spécialisation de la fonction du médecin et l'élaboration d'un savoir rationnel sophistiqué. Pourtant, l'opposition n'est pas absolue : toutes les médecines des sociétés anciennes ou traditionnelles incluent des éléments empiriques et, dans la

---

[25] Evans P., *Sorcellerie, oracles et magie chez les Azandé*, Paris, Gallimard, 1972, p. 26.

médecine occidentale aussi, on peut noter des rémanences d'aspects religieux. C'est le cas des malades qui se rendent à Lourdes pour leur guérison en se purifiant dans la source grotte Massabielle, dont Bernadette Soubirous a vu les apparitions le 11 février 1858.

Ces pratiques dites médecines alternatives sur la prise en charge des patients sont fréquentes au Congo-Kinshasa, constituées de la fusion de la tradition et de la modernité.

Dans la médecine hippocratique, ces deux caractères coexistent. Hippocrate, né à Cos vers 460 avant notre ère, a exercé comme médecin dans le temple du dieu grec Asclépios, mais, pour lui, la maladie est un objet d'observation et de raisonnement ; il en recherche les causes naturelles. Il n'est pas certain qu'il soit l'auteur de tous les traités qui lui sont attribués, mais ceux-ci s'attachent à décrire des ensembles de symptômes pouvant fonder un pronostic de l'évolution de l'état du malade. Hippocrate va élaborer une théorie, le système des quatre humeurs, qui marquera l'évolution de la médecine pendant des siècles. La maladie et la santé reposent sur l'équilibre entre la bile noire (*atra bilis* ou mélancolie), la bile jaune, le flegme (pituite) et le sang. Ces éléments s'intègrent dans un système de correspondance plus vaste liant les éléments cosmiques (le feu, l'air, l'eau et la terre), les saisons et la météorologie (le chaud, le froid, le sec, l'humidité), les quatre points cardinaux.

Le vocabulaire hippocratique des humeurs imprègne encore notre langage : nous nous faisons souvent de la bile et, parfois, notre sang ne fait qu'un tour… Mais si, pour les médecins d'aujourd'hui, Hippocrate est le fondateur de la médecine scientifique, ce n'est pas en raison du contenu de la théorie des humeurs mais parce qu'il s'efforçait de la faire coïncider, la divinité gardant un rôle : certaines maladies, en particulier les épidémies, découlaient de la volonté divine et avaient valeur de sanction morale[26].

3.3. Le groupe organisateur de la thérapie

La notion de la maladie est complexe au sein des communautés congolaises, comme nous l'avons indiqué dans notre ouvrage sur la « Sociologie de la santé au Congo-Kinshasa », et ce point est enrichi par les idées autrefois développées dans l'ouvrage précité. Ceci dit, la maladie est une adversité, un état de morbidité, une pathologie, une souffrance, une fatalité. C'est elle qu'il faut combattre, éliminer, au nom de la vie. Le corps humain souffrant est effectivement à soigner du point de vue clanique, social, anatomique, spirituel. Car le mal est une chose assez complexe, pluridimensionnelle. La guérison est enfin le résultat, l'aboutissement heureux d'un geste rituel hérité des temps anciens.

Mais il faut peut-être décrire l'environnement dans lequel vivent ces peuples, pour être en proie aux maladies multiples. Les climats équatorial et tropical sont des temps pendant lesquels la vie des êtres humains fait face aux hostilités naturelles énormes ; les pluies sont abondantes, les températures sont ignobles, le sol dégage des poussières insupportables… Les populations passent douze mois sous deux périodes : torride, humide, vecteurs des maladies telles que le paludisme, la fièvre typhoïde, le choléra, la tuberculose, la trypanosomiase, la filariose, les maladies bactériennes et vénériennes, les morsures des serpents, les maladies gynécologiques, maladies mentales, maladies virales (fièvre hémorragique à virus Ebola)…

Dans la majeure partie du Congo-Kinshasa, de nombreuses communautés développent une dimension sociale de la prévention contre les agressions. Leurs

[26] Adam P., *op. cit.*, p. 27.

membres portent quelques fétiches sur le corps pour repousser les esprits et les génies maléfiques, une espèce de blindage anti-génies constitué de l'indigo, qui protège la personne contre les mauvais esprits : les grigris portés aux hanches contre les attaques des sorciers, la corne de l'antilope remplie de cheveux contre les maladies infantiles, les bracelets en raphia contre les esprits des eaux et les génies. Selon certains discours populaires à Kinshasa, le non-respect de ces interdits peut avoir des conséquences fâcheuses. Car la personne pourrait développer des maladies inguérissables provoquées par les génies et les esprits.

Ainsi, la maladie et son traitement mettent en jeu de nombreux acteurs, tous concourent à la recherche de la guérison et au maintien de l'équilibre au sein de la communauté. L'organisation de la maladie et de la thérapie par un ensemble de parents proches constitue un aspect central de la scène médicale au Congo-Kinshasa.

De tels parents ou leurs représentants constituent ce que nous appellerons « le groupe organisateur de la thérapie ». Sa ténacité confère une continuité aux institutions médicales au Congo. Car chaque fois qu'un individu ou groupe d'individus se trouve confronté à des problèmes qui le dépassent (la maladie), un groupe organisateur de la thérapie doit se constituer. Différents parents maternels ou paternels, et éventuellement leurs amis et leurs associés, s'unissent dans le but d'examiner minutieusement les informations sur la maladie dont souffre la personne, d'apporter leur support moral, de prendre les décisions qui s'imposent et de mettre au point les détails de la consultation thérapeutique. Le groupe organisateur de la thérapie exerce ainsi une fonction d'intermédiaire entre le patient et le spécialiste, que ce soit pour l'opération d'une hernie par un médecin occidental ou pour une cure à base de plantes auprès d'un tradipraticien pour le traitement de la stérilité. La conception du groupe organisateur de la thérapie tire ses origines dans l'imaginaire des communautés congolaises sur la façon de traiter les maladies.

En effet, dans la réalité, il existe deux registres médicaux au Congo. Le premier sous-tend que toute maladie vaincue par un dispensaire ou un hôpital occidental est une pathologie naturelle (par exemple : une diarrhée banale, une toux...). Elle est certainement provoquée par les agents pathogènes. Mais quand la maladie est réfractaire au traitement moderne, elle est considérée comme ayant été infligée par un sorcier ou un ancêtre de la famille. Cela, semble-t-il, est dû à l'insoumission, à l'infraction commise par le malade (non-respect des adultes ou des règles sociétales).

Ainsi, du fait que les normes et les croyances concernant la maladie et la thérapie sont profondément ancrées dans l'imaginaire des patients et de leurs proches, les implications théoriques et pratiques des usages médicaux apparaissent dans une tout autre perspective.

Le phénomène du groupe organisateur de la thérapie devient, dans le cadre de cette étude, une des formes de prise en charge communautaire. Il touche également la relation médecin-malade, par le fait qu'il occupe une place prédominante dans la médiation de cette relation. Nous estimons que les thérapeutes (médecin, infirmier...) ne doivent pas oublier que c'est le groupe organisateur de la thérapie et non le patient seul qui doit être le centre d'une politique appropriée d'éducation en santé publique. Un autre aspect intéressant du système médical congolais mérite d'être souligné : la thérapie en tant qu'imaginaire social dans la société congolaise peut prendre la forme de procès. Pour ce cas précis, les membres du groupe organisateur de la thérapie s'attribuent de fait un quelconque « pouvoir judiciaire ». Les personnes qui assistent le malade dans la recherche de la guérison organisent un face-à-face entre le malade et son prétendu bourreau. Pendant ces instants, le malade confesse son comportement maladroit vis-à-vis du prétendu sorcier, pour solliciter sa clémence, son indulgence et éventuellement la guérison de sa maladie. Le sorcier visé peut s'agir d'un parent (oncle, tante, cousin, frère…). Le malade s'amène avec les présents (argent, vêtements, ou autres objets de grande valeur). Une fois les présents acceptés, la sentence est formellement expiée. Le bourreau se voit dans l'obligation de procéder aux rites de délivrance. Souvent, une bassine d'eau est placée au milieu de l'assistance. L'inquisiteur s'adresse au malade, lui exprime son amour, sa compassion face à sa maladie et décide de le guérir. Il nettoie ses mains en signe de repentir, l'assistance également accomplit le même geste. Et l'eau usée sera versée sur la tête du malade, et éventuellement, il ingurgite quelques gouttelettes.

Ainsi, à la fin de la cérémonie, un repas est offert à l'assistance pour raffermir le lien social, pour la paix et la guérison recouvrées (pour le malade et l'ensemble de la communauté).

La composition du groupe organisateur de la thérapie change et se modifie d'épisode en épisode selon le cas. Ceci n'est guère surprenant quand on considère la charge de temps et le montant des ressources qu'une telle responsabilité impose. Le changement de personnes est aussi dû aux exigences de rôles particuliers que les thérapies alternatives imposent aux parents.

À Kinshasa, l'organisation de la thérapie est assurée par la parenté. Mais en raison du caractère dispersé des habitations des parents, ainsi que des contraintes de temps liées aux exigences professionnelles et aux difficultés de déplacement. Les parents sont quelques fois remplacés dans cette fonction par des amis, des voisins, des parents plus éloignés ou des collègues du travail et des frères et sœurs de leurs églises. De ce fait, le lien social se produit en milieu urbain.

3.4. Les itinéraires thérapeutiques des malades

Dans cette section, nous avons également repris intégralement les idées contenues dans notre ouvrage intitulé « Sociologie de la santé au Congo-Kinshasa », afin d'enrichir les nouveaux paradigmes médicaux sur la sociologie des hôpitaux. En effet, l'individu face à sa maladie et ses représentations peut s'orienter dans un éventail de soins proposés à la fois par les médecines alternatives et celle moderne. Il effectue à cet effet, des choix et se porte comme acteur dans la quête de sa propre guérison et joue le libre arbitre.

Ainsi, la notion d'itinéraires thérapeutiques est liée intimement à celle des « trajets » suivis par le malade (nous le qualifions encore de : *va-et-vient*, *tourner à rond*) ; il s'agit ici des différentes étapes par lesquelles le patient transite entre différents thérapeutes pour chercher la guérison ou soigner son affection.

Durant nos enquêtes, nous avons dévoilé que les trajets ou les choix thérapeutiques varient selon le cycle suivant :

« Conseil de famille (groupe organisateur de la thérapie), guérisseur – féticheur – médecin – pasteur ». Cette approche n'est pas linéaire, elle peut varier suivant de nombreux critères :

Suivant le type de maladie : les troubles rencontrés peuvent être d'ordres divers. D'une part, du point de vue strictement médical et d'autre part, du point de vue du malade et de son vécu de la maladie ; par rapport au degré de l'atteinte (maladie grave ou bénigne, incurable, mortelle ou non). Ensuite, par rapport à sa qualité (douloureuse ou pas) et enfin, par rapport à son critère temporel (longue ou courte, chronique ou non chronique, brusque ou non brusque). Suivant les caractéristiques sociales de l'individu : âge, sexe, catégorie socioprofessionnelle.

Suivant l'opinion que l'individu a de la médecine classique, du guérisseur, du féticheur et du pasteur (de l'église) : opinion qu'il émettra sur divers éléments tels que la confiance qu'il porte aux thérapeutes, le coût financier, la compétence ou l'efficacité du traitement.

Suivant l'opinion de son entourage sur la médecine classique, le guérisseur, le féticheur et l'église, puisque celle-ci peut influencer le malade dans son choix, étant donné qu'il est aussi fragilisé par la maladie (conseils, témoignages). Ce sont ces derniers éléments qui entreraient en jeu dans le choix du ou des thérapeutes. C'est ce que nous avons appelé précédemment « le groupe organisateur de la thérapie ».

Le diagnostic : circonstance où la maladie va être dévoilée, expliquée ou interprétée.

Le face-à-face avec le thérapeute : moment où interviennent, en plus du rapport utilitaire, des facteurs psychologiques, moraux et sentimentaux.

Les traitements : instants de responsabilisation de l'individu face à sa maladie et face aux contraintes rencontrées.

Le résultat : minute où l'individu se déclare ou non satisfait de la thérapie par rapport à ce qu'il attendait.

Ureiki nous rejoint lorsqu'il indique que le parcours du malade jusqu'à sa guérison ou à sa mort est jalonné parfois d'une ou de plusieurs consultations chez les différents thérapeutes. Le choix d'un thérapeute traditionnel est motivé par le sexe du malade : souvent, les hommes vont chez un thérapeute masculin, les femmes chez les guérisseuses. Il est courant qu'une femme malade consulte une guérisseuse qui traite avec des médicaments chauds ou froids à base de plantes ou de produits animaliers. Parfois, les femmes se regroupent entre elles pour monter une tente, afin de guérir l'une de leurs amies, possédée par un génie[27].

En effet, chaque itinéraire thérapeutique a sa spécificité ; les différents praticiens consultés, la durée de chaque recours, le type de maladie, ses croyances et l'influence de son entourage, peuvent être autant d'éléments de différenciation possibles, suivant lesquels le malade s'oriente chez différents thérapeutes, à différents moments. Mais tous nos itinéraires ont au minimum un point commun : tous les patients finissent par consulter le pasteur d'une église de réveil.

Ce choix collectif est lié premièrement : aux démantèlements du système de santé au Congo-Kinshasa, caractérisé par un manque criant du matériel et des nouvelles technologies. Ensuite, le réveil spirituel de type américain est un mouvement d'éveil spirituel de prise de conscience où les chrétiens se sentent autonomes dans leur manière de communier avec Dieu sur tous les sujets lassants. Dans ce cas, le sacerdoce n'est plus l'apanage du seul ecclésiastique ou pasteur, mais il est déconcentré. Chaque personne peut entrer en contact exclusif avec son Dieu Créateur et révéler ses allégations. Comme nous l'avons indiqué ci-dessus, c'est le cas notamment des pèlerins qui se rendent à Lourdes à bord des trains, pour se purifier (dans la grotte de Massabielle), et solliciter la clémence du Très-Haut, afin d'expier leurs péchés et la guérison des maladies. Les malades s'embarquent presque chaque semaine dans les « trains des pèlerins », traversant

---

[27] Ureiki J., *Les Médecines touarègues traditionnelles : approche ethnographique*, Paris, Karthala, 2000, p. 100.

*Le groupe organisateur de la thérapie est une nouvelle donne en sociologie de la santé, il décrit le parcours des malades au Congo-Kinshasa en quête de la guérison. Ce paradigme médical situe la posture des malades désespérés, cherchant à tout prix le soulagement, dans un pays où le système de santé est totalement démantelé.

les plaines des Pyrénées et les forêts du sud de la France jusqu'à Lourdes, une expérience pleine de conviction.

La sociologie des religions tente de ravitailler cette démonstration en lien avec le positivisme religieux ; Dieu a tant aimé son peuple et le délivre de tous ses maux.

Disons qu'aucun trajet des recours n'est linéaire et l'efficacité du thérapeute n'est pas centrale dans la définition du parcours. Car d'autres éléments entrent en jeu. Mis à part l'itinéraire thérapeutique évoqué, on peut en noter ce qui suit : « féticheur-féticheur-pasteur », « guérisseur-pasteur », « pasteur-pasteur », « féticheur-féticheur », « pasteur-féticheur », « guérisseur-médecin », « médecin-médecin »…

Ainsi, la spécificité de chaque itinéraire thérapeutique peut être due au trajet (traitement, histoire) de la maladie du patient.

En effet, selon l'expérience de la médecine, du féticheur/guérisseur ou de l'église que le patient a vécue, son choix de thérapeute peut être modifié à tout moment. Alors interviennent ici les différentes étapes du trajet de la maladie vécues par le malade : son autodiagnostic et les diagnostics des différents thérapeutes, son rapport aux médecins et aux pasteurs, les traitements prescrits et l'échec ou la réussite qu'il reconnaît des thérapeutes.

Les différents trajets de malades peuvent eux aussi mettre en évidence les points communs, qui ont fait que le malade a, à un moment donné, choisi le recours à l'église. Le rôle de l'autodiagnostic et du diagnostic dans le choix du recours consiste en ceci : ce qui doit retenir l'attention n'est pas tant la réalité de la maladie, que le sentiment que les sujets en ont. La maladie n'a pas besoin d'exister (du point de vue biomédical) pour être représentée, voire même être identifiée par le personnel médical. C'est plutôt la désignation par le sujet de ce qu'il perçoit comme son mal et l'interprétation qu'il lui en donne, qui déterminent ses recours thérapeutiques.

L'autodiagnostic, étroitement lié au choix du thérapeute, est une sorte de prise en charge autonome du patient. Par rapport à ses symptômes, celui-ci choisira lui-même s'il a recours ou non au thérapeute et si oui, quel thérapeute lui est approprié.

Selon nos auditions, les personnes diagnostiquant elles-mêmes ou avec l'apport du groupe organisateur de la thérapie (famille, amis…) les maladies opportunistes telles que l'incontinence, le diabète, l'hypertension se dirigent majoritairement vers les églises. Leurs choix sont motivés par les témoignages des voisins ou les expériences des membres de famille. Car selon eux, la médecine serait moins efficace devant certaines maladies, que seules les églises peuvent guérir. De plus, l'autodiagnostic entraîne souvent une automédication avant d'engendrer le recours thérapeutique. Ce comportement peut traduire, de plus, la volonté du sujet de dominer le pouvoir médical. C'est ainsi que le choix exercé par le client est une forme de contrôle social. Il peut déterminer la survivance d'une profession ou d'une spécialité, ainsi que le succès d'un professionnel. Car la première visite chez le médecin est souvent expérimentale, il s'agit d'un essai.

En effet, la décision de suivre le traitement et celle de retourner pour consulter un thérapeute dépendent, semble-t-il en partie, du jugement rétrospectif porté par le patient sur la consultation. Dans son texte « Influence du client sur l'exercice de la médecine », extrait du livre de Claudine Herzlich, *Médecin, malade et société*, Eliot centre son étude sur les processus qui amènent le client à la consultation. En premier lieu, le futur patient doit sentir le besoin d'aide et croire que c'est d'un certain thérapeute que cette aide pourra lui venir. Il faut qu'il décide ce que sera un « bon » praticien. Et quand se présente une affection physique, le patient fait des « essais d'autodiagnostics strictement personnels et expérimentaux qui s'appuient sur le caractère présumé temporaire des symptômes. Il prend à cet effet souvent d'attendre pour voir ce qui se passera ». Si les symptômes persistent, le patient essayera des remèdes simples. L'individu malade (ou qui se croit malade) met fin à un moment ou à un autre sa suggestion d'autres remèdes ou d'une consultation à un thérapeute, ceci au cours de conversations quotidiennes[28].

Eliot note que la consultation de l'entourage se fait avant le recours au thérapeute mais aussi après. Le patient échange alors ses impressions sur le thérapeute, son diagnostic et son traitement. Ceci peut avoir pour conséquence le fait que le malade ne retournera jamais le voir. Pour un médecin, juger un malade comme bien portant est plus grave que juger une personne bien portante comme malade. En cas d'incertitudes dans le diagnostic médical, le médecin se conformera à cette norme.

Ainsi, lors du recours, le patient attend une certaine aide du thérapeute. Nous considérons qu'il y a réussite du recours à partir du moment où le thérapeute a fourni de l'aide satisfaisante, c'est ça, les attentes du patient. La réussite ne concerne donc pas uniquement la guérison physique en termes médicaux, puisqu'elle englobe d'autres notions comme la disparition de la douleur ou la non-aggravation du mal, par exemple.

Les trajectoires des malades ont été une fois révélées par Anselm Strauss, quand il indique que le terme trajectoire fait non seulement référence à l'évolution sur le plan physiologique de la maladie de tel patient, mais également à toute l'organisation du travail déployée pour suivre ce cours, ainsi qu'au retentissement que ce travail et son organisation ne manquent pas d'avoir sur tous ceux qui s'y trouvent impliqués. Ceux-ci peuvent en effet être nombreux

---

[28] Eliot F., *Médecin, maladie et société*, Paris, Payot, 2012, p. 23.

et divers : la prise en charge hospitalière de pathologies graves exige le concours de plusieurs spécialités médicales et met en contact plusieurs types d'intervenants [29] (médecins, infirmiers, kinésithérapeutes, diététiciens, techniciens en charge des machines, etc.).

Le plus souvent, pour chaque type de maladie, la séquence des différents actes médicaux à accomplir s'impose, tout comme une certaine répartition des tâches entre ceux qui travaillent. Cependant, il existe des cas où les intervenants doivent faire face au caractère contingent, imprévisible, du cours de la maladie. Par exemple, le travail de l'infirmier consistera notamment à gagner la confiance du malade avant un examen douloureux. Un autre travail « de sécurité » qui consiste à vérifier les procédures et les appareils, un troisième « travail sentimental » qui s'occupe enfin des aspects émotionnels de la situation du malade, etc. D'où le travail hospitalier qui est fait de la juxtaposition extrêmement complexe de ces travaux multiples qui doivent de plus en plus être coordonnés. C'est ce que l'on peut qualifier de « travail d'articulation » nécessaire au succès de l'ensemble.

Ainsi, l'analyse fine des diverses formes du travail médical montre encore, sur un autre plan, la diversité de ses objectifs, de son organisation, des ressources qui sont mobilisées dans les interventions. Une étude d'Isabelle Baszanger, portant sur les consultations spécialisées dans les problèmes de la douleur chronique, et portant la même perspective théorique interactionniste qu'A. Strauss et son équipe, montre bien que peuvent cohabiter, en particulier autour de situations ou pathologies problématiques, comme l'est la douleur chronique, des dispositifs très différents

---

[29] Strauss A., *op. cit.*, p. 12.

d'interventions qui remettent en cause l'idée d'un modèle unique du travail médical[30].

3.5. La faillite de la prise en charge traditionnelle

L'hospitalisation occidentale des malades en milieu congolais est la conséquence des changements profonds qui se révèlent à tous les niveaux de la société congolaise, que ce soient les structures sociales et familiales, les positions respectives des groupes et des sujets, les systèmes de valeurs et les structures mentales. Elle marque la faillite totale ou partielle des modes traditionnels de prise en charge des individus atteints des pathologies diverses, autrefois sous protection de la société (familles).

En analysant de très près cette faillite, on peut la rattacher à la déstructuration du milieu familial, à l'impact des religions occidentales, aux bouleversements économiques liés au développement de l'économie de marché, aux transformations des systèmes de production et à l'urbanisation.

En rapport avec le contexte de l'hospitalisation, les Congolais invoquent des raisons d'ordres divers : la peur de la mort du malade, les murmures dans l'entourage familial ou encore du groupe de voisinage et du milieu professionnel, l'interdiction des religions occidentales de se référer aux thérapeutes traditionnels, les difficultés financières, l'incurie des guérisseurs, l'apparition de nouvelles catégories nosographiques issues de l'adoption de modèles occidentaux.

Ainsi, ce contact avec l'hôpital pour le Congolais demeuré lieu d'exclusion amène à modifier le système d'interprétation des maladies et à transformer le sens du rejet, ainsi que la tolérance et la solidarité traditionnelles à

---

[30] Baszanger I., « Les maladies chroniques et leur ordre négocié », *Revue française de sociologie*, XXVII, 1986, pp. 3-27.

l'égard du malade. Car la société considère tous ses membres comme bénéficiant de la même attention.

En ce qui concerne l'entourage du patient hospitalisé, dans aucun des cas étudiés la famille n'est au complet. Très souvent, les grands-parents sont morts et les frères de la mère du patient sont absents ou non agissants dans le contexte familial. Ou encore les parents sont fréquemment divorcés et l'enfant confié à l'une ou l'autre de ses lignées. C'est à ce stade qu'intervient la vitalité des relations fraternelles chez les Congolais. Pour tirer la personne de sa maladie, les contributions sont faites pour alléger les diverses charges (factures, frais de transport des aidants du malade, etc.), et un membre de famille est désigné aux côtés du malade pour servir d'aidant de malade.

Les parents à qui incombait prioritairement le devoir d'assister ont disparu, ou lorsqu'ils sont encore présents, se trouvent trop âgés pour supporter les frais de la cure. Ils sont alors soumis au bon vouloir des jeunes, soutiens de famille, non disposés à assumer des dépenses supplémentaires. Au cas où le patient est marié, il ne peut que compter sur l'aide de son épouse ou de la famille (ses enfants adultes, ses frères et sœurs, ses cousins…). Si la femme est une parente, elle s'en remettra à la famille du conjoint. Si elle ne l'est pas, elle jugera qu'il n'est pas de son ressort d'intervenir dans la guérison d'une maladie qui la prive de son conjoint et la pose en victime. D'ailleurs, si elle s'avisait d'outrepasser par générosité ses devoirs d'assistance, on la soupçonnerait immédiatement d'être la cause des troubles de son époux. Elle attend donc, avec plus ou moins de patience, qu'il sorte guéri de l'hôpital sans s'opposer au préalable à son hospitalisation.

Si l'hospitalisation dure trop longtemps, surtout en milieu rural, elle est obligée de déménager pour habiter avec son époux ainsi que les enfants moins âgés dans l'enceinte de l'hôpital. C'est pour cette raison que les hôpitaux ruraux au Congo-Kinshasa comprennent souvent des bâtiments annexes comme abris aux aidants des malades hospitalisés. C'est pour cette raison que l'hôpital congolais (africain) prend la forme de lieu d'habitation et de rencontre entre les membres des familles ou de la communauté. Les personnes qui bondent les allées de l'hôpital ne sont pas forcément venues pour les soins, mais souvent pour rendre visite aux membres de famille, apporter de la nourriture aux malades, payer les factures non encore apurées…

Ainsi, dans le cas où la patiente hospitalisée est mariée, c'est en principe à son conjoint qu'incombe la charge de s'occuper d'elle. Mais en raison de la règle de résidence virilocale, la femme, dont le plus souvent la famille est désunie, se trouve sans recours. Elle est livrée à son mari. Celui-ci, s'il ne subit pas la pression de sa belle-famille qui habite parfois avec lui, livrera d'autant plus aisément son épouse à l'hôpital que, s'il lui prête trop d'attention, ses coépouses l'accuseraient de les délaisser.

L'hospitalisation à l'occidentale en milieu congolais est donc en relation directe avec la déstructuration familiale. La pression de l'entourage qui conduit à l'hospitalisation se fait d'autant plus forte qu'aujourd'hui. L'isolement du patient provoque la peur, tant dans sa famille que dans le quartier et sur les lieux de travail. La question que tout le monde se pose est de savoir s'il rentrera vivant. Car le fait d'hospitaliser un malade « dévoile » la gravité de sa maladie. Le Congolais désire voir son frère, sa sœur ou son cousin malade, demeurer parmi les autres membres de la famille. Ceci indique que la maladie est moins grave, car la personne peut encore parler aux siens, elle peut également demander à manger, soit révéler sa souffrance à son entourage. Et l'ensemble des soins portés par l'entourage réconforte et atténue la douleur du malade.

Il ne s'agira plus dans ce cas d'initiatives personnelles des membres du groupe familial, plus particulièrement attachés au patient. Mais les nombreux généreux donateurs seront dans l'obligation d'assister le patient en tant que membre de la communauté. Le malade deviendra leur débiteur, alors que dans la famille étendue, il se trouvait enserré dans un réseau d'obligations réciproques. Aujourd'hui, souffrant et soutenu par son entourage, ce serait demain son tour de soutenir avec tout son groupe, une autre victime du destin.

L'influence persistante des coutumes en milieu rural congolais joue apparemment un rôle encore plus important dans cette faillite de la prise en charge traditionnelle. C'est au niveau de la génération d'âge moyen que l'on peut le mieux analyser l'impact des coutumes. Généralement, les non-scolarisés ont perdu les prérogatives que leur conférait l'organisation gérontocratique d'une société stratifiée verticalement, les hommes de la classe d'âge des pères ne sont plus à même de subvenir aux besoins de leur famille. Ils voient leur autorité contestée et doivent se soumettre à leurs enfants qui les entretiennent. Ils trouvent également dans les coutumes un moyen d'asseoir leur prestige. Opposés aux traitements modernes relevant de la médecine occidentale, ces hommes de la classe d'âge des pères adhèrent cependant profondément aux systèmes d'interprétation ancestraux. Ils vivent donc une situation triplement conflictuelle : conflits avec les anciens encore imbus des croyances anciennes et conflits avec les jeunes et les femmes.

Aujourd'hui, la thérapeutique occidentale de la maladie grave implique l'enfermement et l'on voit apparaître les attitudes liées à la situation asilaire, et les discours suivants se développent : *« il peut contaminer les autres »*, *« il sort de l'hôpital »*, *« il n'est pas comme tout le monde »*, *« maintenant ça sera difficile de le marier à Kinshasa »*, *« il ne va plus vivre plus longtemps* », « *tout le quartier le connaît, on ne pourra pas lui donner une femme, tant que sa guérison n'est pas confirmée* », « *c'est malade, il ne peut plus rien faire pour la communauté* », « *il ne sert plus à rien, bientôt, il va nous quitter* ».

L'hospitalisation du patient modifie peu à peu l'attitude de la communauté à l'égard du malade et un regard éhonté peut se développer autour de sa personne. Il tend à devenir comme en Europe, objet d'incompréhension et de mépris. Il faut s'en préserver, car familles, voisins, collègues et employeurs commencent à rejeter cet être « improductif » qu'il faut cacher derrière les murs de l'hôpital.

Ces nouvelles attitudes sont en relation avec les structures sociales actuelles et avec l'institution hospitalière. Elles s'imposent avec d'autant plus de rigueur que le patient hospitalisé est vu par la société comme ce que le colonisé fut naguère par le colonisateur.

Les transformations des rapports sociaux ont rendu les Congolais, et plus particulièrement les Kinois (habitants de Kinshasa), perméables à l'implantation de ce type d'institution.

En clair, la faillite de la prise en charge traditionnelle est due à la pluristructuration de la société contemporaine tournée vers l'économie du marché. Jadis, les anciens décidaient seuls sur le sort d'un membre de famille malade et ils finançaient le gros des frais surtout en nature. Mais avec l'urbanisation de la société africaine et la présence de l'économie monétaire, les anciens sont incapables de remplir leurs devoirs économiques, c'est en effet aux jeunes gens (*cadets*) qu'il revient de faire face, pratiquement seuls, aux dépenses d'hospitalisation. Les jeunes gens font accoucher leurs épouses seuls, ils négligent l'assistance des anciens.

Scolarisés, ou tout au moins gagnant de l'argent, les jeunes peuvent appuyer leur prestige sur le travail et les talents reçus à l'école ou à l'université. Parties prenantes des valeurs occidentales, ils échappent à la tyrannie des anciens. Ils ne sont plus prêts à prendre position dans les conflits qui divisent leur famille. Ils n'ont rien à gagner à ce niveau. Au contraire, en s'impliquant, ils seront obligés de participer financièrement et, bien souvent, d'assumer seuls les frais très élevés de la cure.

L'occidentalisation leur procurant nombre d'avantages, ils ne voient pas dans l'hôpital, comme leurs parents, l'émanation de la domination coloniale.

Lopitalo (hôpital en lingala) est pour eux un endroit commode dans lequel on peut enfermer un parent malade et encombrant, difficile à surveiller, envers lequel l'assistance se révélerait onéreuse.

C'est ainsi que, peu à peu, l'hôpital devient « l'asile », c'est-à-dire le lieu où est recueilli le malade.

Certes, *Lopitalo* s'est humanisé, les portes sont ouvertes, les familles et l'entourage peuvent rendre visite au patient. L'image de l'hôpital n'est plus ce qu'elle était il y a des années, où l'hospitalisation portait la triple marque infamante de l'oppression coloniale, de l'oppression asilaire et de la démission de la famille. L'image de l'hôpital se modifie, mais au niveau symbolique, il n'en demeure pas moins que le patient est retiré du circuit social.

Pour le cas de la folie, le patient n'est plus le représentant d'une lignée, mais un individu que l'on n'a pas pu ou pas voulu garder. Ce n'est plus un homme comme les autres. Comme dans la société occidentale, sorti ou non de l'hôpital, il restera irrémédiablement en marge, à moins que la famille ne consente à le reprendre en charge durant son hospitalisation, ou après les soins, à moins qu'on ne lui redonne dans la lignée la place qui lui revient.

En sus, il faut noter que les thérapeutiques à orientation psychologique ou sociale ne peuvent s'adapter à un nouveau contexte culturel sans avoir été préalablement repensées. Cette réflexion est rendue doublement difficile par la nécessité qu'elle implique à la fois de restituer épistémologiquement les méthodes de soins, de réexaminer les cadres sociaux dans lesquels elles s'inscrivent, et de saisir la spécificité de la société à l'intérieur de laquelle les nouvelles méthodes doivent être utilisées, de s'interroger sur le sens culturel, social, politique de l'application de telles méthodes.

La plus grande partie des individus atteints des maladies n'a pas recours à la médecine moderne, puisque d'une part, la maladie reçoit sa désignation des méthodes socioculturelles, d'autre part, les malades sont encore inscrits dans les systèmes de représentations et de prise en charge traditionnels.

En fait, les systèmes de représentation, s'ils demeurent, commencent à occuper une autre position dans le contexte d'une société en changement où tous les systèmes sont en pleine transformation. Les Congolais eux-mêmes se sentent décalés par rapport à eux, si bien que les soignants, formés à l'école occidentale, se doivent de trouver les repères d'une indécise société.

Ces considérations, issues d'une pratique difficile, devaient amener le médecin-directeur des hôpitaux au Congo-Kinshasa à rassembler autour de lui une équipe multidisciplinaire d'ethnologues, sociologues, psychologues, psychanalystes qui tenteront avec leurs propres expériences, et leurs méthodes spécifiques, de répondre aux questions que se posent les praticiens.

Car point n'est besoin de revenir ici sur les aléas de la multidisciplinarité, sur le leurre politique et épistémologique qu'elle représente, sur l'inévitable réduction qui découle de la reprise par un seul domaine de divers champs qui ne relèvent pas de son champ épistémologique. Une vue commune de la situation entre différents théoriciens peut faciliter certaines issues sur le plan d'interprétation des comportements des patients.

Chapitre quatrième La configuration actuelle des hôpitaux au Congo-Kinshasa

La structuration actuelle des hôpitaux au Congo date des temps anciens. Il peut s'agir comme nous l'avons souligné dans les pages précédentes de l'ombrage d'un arbre, de la case du guérisseur, du cimetière ou de la tombe, de la rive d'une rivière, de la bretelle (bifurcation), du fond de la forêt, du sommet d'une colline ou d'une montagne sacrée, de l'église (hôpital de Dieu), des confins du village, et d'un bâtiment en dur bien construit.

Ainsi, la pratique médicale, elle existe également depuis plusieurs millénaires dans l'ensemble des civilisations, que ce soit chez les Égyptiens, les Indiens, les Incas, etc. On a retrouvé des preuves de chirurgie dentaire datant de 7 000 ans av. J.-C. dans le sud du Pakistan actuel ; et des textes médicaux de 2 000 ans av. J.-C. à Babylone. Le papyrus Edwin Smith attesterait des connaissances traumatologiques chez les Égyptiens dès le 3e millénaire av. J.-C.

L'évolution vers des lieux de soins prendra plus de temps. Les gens étaient en effet soignés chez eux. Et pour rencontrer le médecin, soit ils se déplaçaient pour le consulter, soit le médecin se déplaçait lui-même et allait chez le malade.

C'est le contexte occidental qui, avec le temps, a modifié l'image de l'hôpital au Congo. Bien sûr, sur le plan architectural, mais dans l'imaginaire des Congolais, l'hôpital est un espace qui incarne certaines fonctions spirituelles qui concourent à la guérison.

En ce qui concerne le premier modèle traditionnel de l'hôpital, il s'agit d'un ensemble d'éléments qui corroborent avec la culture des sociétés. Le praticien dispose des connaissances héritées des générations passées ou il s'est forgé une expertise à partir d'un imaginaire social, appelé *« pouvoir mystique »*, accepté par son groupe social, suite aux diverses pratiques liées à la guérison des maladies dont certains membres de la communauté ont été victimes.

Ainsi, son savoir-faire, ses connaissances sur la façon de soigner et son imaginaire sur l'origine des plaintes que les patients dévoilent lui confèrent un statut social, celui de guérisseur ou de féticheur. Il est le seul à déterminer l'endroit où le traitement aura lieu. À cet effet, le praticien peut porter son choix sur sa propre case, la bretelle, le cimetière, le fond d'une forêt… Il recourt également aux objets et matériels de son choix. Ce qui importe pour le malade ou l'assistance (groupe organisateur de la thérapie), c'est la guérison de leur frère, sœur ou ami malade.

En effet, le médecin traditionnel s'attribue également de multiples fonctions à ce stade. Il peut s'agir de soignant, de médiateur, de rassembleur et de juge selon les cas. À la fin de la première cérémonie, le praticien peut imposer son autorité de diverses manières : soit il peut décider de garder le malade chez lui jusqu'à la fin du traitement, soit le renvoyer dans sa propre famille pour continuer le traitement, ou l'instruire de se présenter chaque matin pour continuer les soins. Car le praticien croit qu'il y a dorénavant un agent externe responsable de cette pathologie, d'où la nécessité de surveiller le malade à tout prix.

Ainsi, le malade, quant à lui, doit obéir aux directives données par le praticien. Son point de vue ne compte plus, il n'a plus besoin de consulter un autre soignant, si bien que les douleurs perdurent. Et c'est au groupe organisateur de la thérapie de décider sur la suite des soins, soit on continue avec le praticien choisi en premier, soit on change parce que les résultats tardent de venir !

En fait, à ce stade, nous sommes confrontés à deux modèles des représentations qu'il convient de souligner. Le premier est le pouvoir de dissuasion dont dispose le praticien, pour convaincre le groupe organisateur sur son savoir-faire incantatoire, bien que les résultats ne soient pas fameux, et le second est plutôt la médecine occidentale qui atteste la guérison du malade par une série des procédés scientifiques vérifiables, à travers différents intervenants (réceptionniste d'hôpital, médecin consultant, infirmier, laborantin…).

Ainsi, ce que nous apprend une lecture anthropologique de l'histoire de la médecine, à travers des recherches aussi différentes que le mouvement antipsychiatrique ou l'épidémiologie, au même titre d'ailleurs que l'approche inverse et souvent adverse, c'est aussi la reprise sous une forme nouvelle d'un système de représentation très archaïque que la société n'a certainement pas inventé ; ce que le soignant revendique, la guérison.

Ainsi, selon les sociétés, les époques et les individus ou plus précisément d'une culture à une autre, d'une culture à elle-même dans le temps, d'un individu à un autre mais aussi à lui-même, nous rencontrons soit l'alternance de plusieurs systèmes de représentation de la maladie, soit leur enchevêtrement, soit leur coexistence le plus souvent conflictuelle.

L'histoire de la médecine peut être considérée comme l'histoire de modèles étiologiques irréductibles qui se succèdent. C'est ce qui se traduit au niveau d'une lecture empirique par des renaissances, des discontinuités, des ruptures, des écarts (par exemple entre l'interprétation savante ou spécialisée et la réinterprétation populaire ou commune).

En effet, par rapport au deuxième modèle, dont occidental des hôpitaux, l'hôpital est une collectivité du travail, une organisation sociale, une structure chargée non seulement des soins, mais également d'un jeu des rôles, où différents acteurs effectuent diverses fonctions. On trouve à l'hôpital une série d'actions allant des soins médicaux, en passant par l'existence du pouvoir et d'une division du travail, jusqu'à la réalisation des bénéfices financiers.

L'hôpital est un lieu de production du travail médical, un asile, un lieu d'isolement… Au Congo-Kinshasa, certaines catégories et communautés voient en l'hôpital une structure où règne l'agression. L'acte médical incarne en lui l'agression.

Cette appréhension est partagée par un grand nombre de nos contemporains. Nous l'avons découverte dans les entretiens que nous avons réalisés dans la lecture de textes romanesques ou autobiographiques écrits par des malades[31]. Nous retiendrons, parce qu'ils nous semblent pleinement représentatifs, les souvenirs d'enfance de Marcel Ikele qui évoque sa propre opération des amygdales :

« À l'aube de mon opération des amygdales, je me demandais qu'est ce qui va se passer, et ce jour-là, il y avait eu agression, attentat, crime qui a marqué mon enfance. Dans la salle d'opération où tout était peint en blanc et le personnel soignant également habillé en blanc, je voyais les instruments tranchants et je me suis endormi, et quelques minutes après, c'était la douleur et le sang. J'ai compris que j'étais agressé par les gens habillés en blanc. La douleur était interminable… »

[31] Mansfield K., *Journal*, Paris, Stock, 1973, p. 23.

Disons que l'acte médical, bien que « salutaire », se passe dans un contexte tel que le malade est dépouillé, affaibli et troublé par une série de directives et d'examens. Ce cadre lui semble exotique, non connu. Le plus souvent, on le découvre sur place et les informations reçues sont souvent inhabituelles et inacceptables. Mais il faut les agréer et se conformer aux normes pour être guéri.

Ainsi, ici le médecin, l'infirmier et le reste du personnel médical ont une autorité sur le statut social du malade. L'âge, la nudité et la stature du malade sont de simples indices, qui n'ont aucune portée. Il s'établit une relation conjoncturelle entre le malade et le soignant, qui en fait n'est qu'un alibi pour que l'acte médical se réalise à l'immédiat.

Ainsi, contrairement à l'hôpital traditionnel, l'hôpital occidental évoque un cadre inconnu. Le malade et le médecin n'ont surtout pas de référentiels, et nombreux sont les malades qui découvrent leur médecin à la première rencontre. Et se crée aussitôt une relation alambiquée, suite aux difficultés de langues, du niveau de compréhension, de crise de comportement ou d'origine sociale.

L'hôpital occidental devient également une panacée devant des cas d'extrême gravité, d'apparition des maladies rares, chroniques et d'épidémies meurtrières. L'incapacité engendrée par les tâtonnements des praticiens traditionnels devant ces affects a prouvé que l'hôpital occidental s'assume avec l'équipement qu'il dispose et le personnel prêt à agir. Mais l'opposition fait qu'il n'est pas fréquenté par les malades congolais comme il le faut. Pendant nos visites dans les structures médicales retenues pour cette enquête à Kinshasa, nous étions surpris de constater que de nombreux malades étaient arrivés en phase terminale, parce qu'ils avaient parcouru différents thérapeutes traditionnels avant de penser à l'hôpital occidental.

Nous ne pouvons terminer cette partie sans évoquer la méfiance envers la personne du médecin. Lorsque la littérature contemporaine reprend et développe le thème du « médecin » dont il y a tout lieu de se méfier, elle est sans conteste d'une véhémence sans commune mesure par rapport à l'image du médecin. Ce qui est aujourd'hui radicalement mis en question, c'est l'autorité du corps médical, ce n'est pas seulement sa suffisance, son image de grand tombeur d'infirmières, sa désinvolture, son âpreté au gain, ou son impuissance, mais bien sa toute-puissance et en particulier le pouvoir de domination dont il dispose.

Lors de nos visites dans les hôpitaux, nous avons notamment recueilli les mécontentements d'une infirmière suite au comportement pervers d'un médecin, dont voici le contenu : *« Ce jour-là, j'étais de nuit avec docteur M., et après avoir fait la ronde de salles, j'étais fatiguée et je me suis endormie. Vers deux heures du matin, docteur M. a commencé à me faire des attouchements, je voulais crier, mais j'ai vite pensé aux malades qui étaient à côté, et une autre fois, il a recommencé avec les mêmes bêtises, c'est pourquoi j'étais contrainte de quitter ce centre de santé pour venir ici. »*

Ces attitudes susévoquées prouvent à suffisance que les deux modèles disposent des errements non conformes à la règle sociale. Ces modèles sont toutefois complémentaires selon que les patients disposent de tel ou tel statut social ou tel ou tel niveau de vie ou telle ou telle origine sociale.

Laplantine se posera alors la question : pourquoi à telle époque l'un des modèles prend-il le dessus sur les autres qui n'en sont pas pour autant absents, mais marginalisés ou refoulés[32] ?

---

[32] François Laplantine, *Anthropologie de la maladie*, Paris, Payot, 1992, p. 50.

Ces incriminations des thérapeutes traditionnels ou occidentaux trouvent, à notre avis, leur plus forte expression, non pas dans la forme du modèle, mais plutôt dans la conception capitaliste liée à la prise en charge des malades. L'hôpital prend la forme d'entreprise de production de gain et le personnel s'écarte de sa philosophie première ; celle de soigner et de sauver des vies fauchées. C'est-à-dire que le malade est abandonné par celui-là même qui est appelé à le sauver et qui, loin de chercher à le soigner, s'enfuit par la fenêtre aussitôt arrivé. Évoquons à propos le discours d'un malade que nous avons rencontré à l'hôpital : *« La médecine, elle est violente, quand on se fait agresser par les médecins et les infirmières, nous les pauvres, on a l'air d'être des sans-valeurs devant ces soignants, pitié pour nous »...*

En effet, cet ouvrage est rédigé alors que la pandémie de Covid-19 fauche les vies à travers le monde. Qu'est-ce qui ressort de nos observations en tant que sociologue ? L'existence n'a pas d'importance en médecine moderne. Pendant que les morts se comptent en milliers (voire millions), les thérapeutes discutent sur les essais cliniques, les procédés d'utilisation de telle ou telle molécule. Ils se contredisent. Ceux qui proposent des solutions immédiates sont isolés ou clairement dépréciés. En France par exemple, le professeur Didier Raoult fut l'objet de contestations pour avoir proposé l'hydroxychloroquine et l'azithromycine pour sauver rapidement les malades atteints de la Covid-19.

Pendant cette pandémie, la médecine moderne a démontré également ses limites sur la prise en charge des malades. L'Organisation mondiale de la santé (OMS) a semblé mal gérer la pandémie. Selon le président des États-Unis M. Donald Trump : *« Pourquoi l'OMS n'a pas donné l'alerte quand l'épidémie était tout au début en Chine. L'OMS n'a pas pensé à mobiliser les scientifiques de grande renommée, pour étudier la Covid-19 dans son épicentre qui est la ville de Wuhan. Et la Chine également a fait échapper un virus dans l'un de ses laboratoires pour causer du tort au monde. C'est pourquoi les services américains doivent diligenter l'enquête pour déterminer la responsabilité de la Chine, et dans l'entretemps, je suspends l'aide financière accordée à l'OMS et mon pays quitte cette organisation... »*

Que dire de la déclaration d'une infirmière italienne, qui s'est confiée à la chaîne de télévision France 24 : *« Nous sommes débordées, on n'en peut plus, nous sommes obligées de trier les malades. Nous allons uniquement seulement ceux qui présentent encore l'espoir, mais les autres en phase finale de la maladie sont obligés d'attendre la mort, nous sommes dépassées par l'afflux des malades. »*

Ces déclarations dévoilent combien l'OMS a violé le règlement sanitaire international (RSI), qui stipule que les obligations principales de l'OMS et des États en vertu du RSI sont conçues pour répondre collectivement aux problèmes de santé publique internationaux du XXIe siècle, mettant à profit les nouveaux développements de la biotechnologie, des systèmes de surveillance, et des technologies de l'information telles que le partage rapide des données. L'objet et le champ d'application du RSI sont très larges concernant tous les risques graves pour la santé publique susceptibles de se propager au niveau international. L'objet et la portée du Règlement consistent : *« À prévenir la propagation internationale des maladies, à s'en protéger, à la maîtriser et à y réagir par une action de santé publique proportionnée et limitée aux risques qu'elle présente pour la santé publique, en évitant de créer des entraves inutiles au trafic et au commerce internationaux[33]. »*

[33] Organisation mondiale de la santé (OMS), Rapport technique n° 137 en référence au besoin de mesurer « les niveaux de santé », 1957.

Cette réaction du président américain semble trouver son fondement par le fait que, en date du 15 juin 2009, alors que la première pandémie du XXIe siècle était déclarée, la grippe A H1N1 (2009), le Règlement fut utilisé pour la première fois par le directeur général de l'OMS, pour la détermination d'une « urgence de santé publique de portée internationale » (USPPI) déclenchant ainsi les mécanismes prévus par le RSI. Car le RSI entend fournir un cadre pour une meilleure sécurité sanitaire internationale, sa mise en œuvre constitue pour l'OMS un enjeu de première importance, si elle ne veut pas être contestée en tant que principale autorité sanitaire directrice et coordinatrice dans le domaine de la santé. Or, à l'occasion de la grippe pandémique A H1N1, l'OMS a fait également l'objet de très vives critiques comme c'est le cas aujourd'hui avec la Covid-19.

Il semble par conséquent pertinent de tirer un enseignement de cette crise sanitaire et d'évoquer les aménagements techniques et institutionnels, ainsi que des réformes sur l'OMS à la suite de cette pandémie qui a endeuillé le monde entier, parce que le RSI a été de nouveau violé par l'autorité sanitaire internationale.

L'application du Règlement constitue un défi pour la crédibilité même de l'OMS. Toutefois, avant d'évoquer les problèmes touchant à l'application de cet instrument juridique, il paraît nécessaire de revenir sur son contenu, dans la mesure où le RSI met désormais en œuvre un véritable droit international relatif aux urgences sanitaires menaçant la sécurité sanitaire mondiale, et participe au renforcement de la mondialisation du droit de la santé. Ci-dessous, les obligations principales de l'OMS en vertu du Règlement sanitaire international. En établissant les règles de la sécurité sanitaire internationale, le RSI (2005) confère à l'OMS des rôles et des responsabilités nouveaux. L'OMS a renforcé son aptitude à remplir ces nouvelles obligations, dont voici le contenu :

- en désignant des points de contact RSI au siège ou au niveau régional ;
- en assurant la surveillance mondiale dans le domaine de la santé publiquement et l'évaluation d'événements de santé publique importants, ainsi qu'en communiquant des informations de santé publique aux États, en cas de besoin ;
- en proposant une assistance technique aux États pour les aider à faire face aux risques pour la santé publique et aux urgences de portée internationale ;
- en soutenant les États dans leurs efforts pour évaluer les structures et ressources nationales existantes en matière de santé publique, mais aussi pour acquérir et renforcer les capacités en matière de santé publique nécessaires à la surveillance et à l'action, ainsi qu'à des points d'entrée désignés ;
- en déterminant, le cas échéant, si un événement particulier notifié par un État conformément au RSI constitue ou non une urgence de santé publique de portée internationale, avec le conseil d'experts extérieurs ;
- en élaborant et en recommandant les mesures sanitaires critiques à mettre en œuvre par les États parties si une urgence de santé publique de portée internationale est déclarée (avec le conseil des experts extérieurs) ;
- en suivant l'application du RSI (2005) et en actualisant les lignes directrices qu'elles gardent leur validité scientifique et suivent l'évolution des besoins.

4.1. Infrastructures

Ainsi, la médicalisation qui s'est mise en place à la fin du XVIIe siècle était en perpétuel conflit avec le personnel religieux. Au fil des siècles suivants et en parallèle avec le progrès de la médecine, l'hôpital s'est transformé en un lieu de soins laïcs de plus en plus performant, spécialisé et technicisé. L'hôpital est progressivement devenu une grande machine, une entreprise de production avec un ensemble d'appareils pour assurer les soins et les actes. Pour le reconnaître, on aperçoit un bâtiment ou un ensemble des bâtiments, très descriptif, portant le plus souvent une croix peinte en rouge, des allées bien tracées, et des salles de soins portant des numéros : *« salle n° 2 Médecine interne, salle n° 3 Service des Urgences »*. C'est ça le reflet de l'hôpital occidental. Chaque salle est totalement équipée d'un appareillage suivant les besoins usuels : lits d'accouchement, respirateurs, électrocardiogramme, scanner, etc. Un personnel en blouson blanc assure une permanence de jour comme de nuit.

Ainsi, ce décor à l'occidentale est dissemblable de l'hôpital traditionnel, celui-ci est placé sous un arbre, devant la case du guérisseur, etc. Il n'assemble pas assez d'objets. Souvent, une machette, une casserole en terre cuite, un bouquet des feuillages, un foyer de feu, un banc en bois non poli.

Ces aspects des hôpitaux présentés selon deux cultures sont une preuve matérielle réfutable de l'évolution des sociétés et de la puissance d'invention des hommes depuis des millénaires. Les comparer serait biaiser l'analyse scientifique.

Eu égard à ce qui précède, pendant la colonisation, les puissances coloniales avaient imposé le modèle occidental dans les sociétés colonisées, dans le but semble-t-il de promouvoir le développement de ces territoires d'outre-mer. Mais après la décolonisation, l'administration fut assurée par l'élite locale. La gestion des hôpitaux était également confiée au personnel médical formé dans le tas. Un autre modèle de gestion de ces structures était mis en place, le plus souvent caractérisé par la gabegie, l'amateurisme, le bricolage… Cet apprentissage dans la gouvernance des institutions modernes a conduit les jeunes États africains vers le déluge et la mauvaise gestion des biens publics. Aujourd'hui, on assiste au démantèlement des systèmes de santé et à la faillite des entreprises de production partout en Afrique noire.

Pour le cas du Congo-Kinshasa, les infrastructures hospitalières sont dans un état de putréfaction très avancé. Une visite dans un hôpital public peut provoquer des crampes d'estomac : les lits et les ustensiles sont rouillés, les murs décolorés et crasseux, les toitures délabrées, la présence des rats y est permanente, le désintéressement du personnel hospitalier est monnaie courante. Les dons en matériels accordés par les partenaires sont mal gérés (véhicules, réfrigérateurs, chaises roulantes, lits d'accouchements, les stocks des médicaments…). Cette figure augure l'hécatombe d'un système de gouvernance à l'agonie.

Nous avons lors de nos visites fouiné l'analyse de cette réalité lors des entretiens organisés avec le corps médical ayant une ancienneté à l'hôpital. Voici le discours recueilli : *« Pourquoi votre hôpital est dans un état de délabrement très avancé ? J'étais engagé dans cet hôpital en 1970, tout allait bien, l'essentiel du matériel laissé par les Belges était là, on n'avait pas de problèmes même pour notre paie. Mais vers 1985, j'ai constaté que les outils de travail commençaient à disparaître, le chef ne s'occupait plus de l'entretien des bâtiments, nos salaires étaient rabattus et on nous payait toujours en retard. Si je suis encore là, c'est parce que je ne sais plus où aller ! Et mon âge ne me permet plus de trouver un autre emploi ailleurs. Nous attendons simplement l'arrivée d'un gouvernement responsable pour nous tirer de ces misères. »*

Il est vrai qu'il faut remettre la question de l'hôpital au cœur des préoccupations du pouvoir politique. L'État doit changer sa politique dans le domaine de la santé et cesser dorénavant de surcharger les partenaires et compter sur la coopération bilatérale ou multilatérale. L'investissement public local et la participation de l'État congolais dans la relance du secteur de la santé sont d'une impérieuse nécessité.

4.2. Organisation des services

Au Congo-Kinshasa, l'hôpital reste pour beaucoup une instance de désespoir, où l'on va malgré soi. Il est souvent synonyme de lieu de détresse ou de mauvaise nouvelle. Aujourd'hui, les abus, erreurs, accidents au sein des hôpitaux du Congo sont quasi permanents. Quand on se rend à l'hôpital, on s'attend toujours au désastre. Le plus souvent, les patients racontent avoir connu les ennuis suivants : surfacturation des frais des soins, consultation mal passée, chirurgie mal réalisée, mort due à l'erreur du soignant, manque de médicaments et autres intrants (désinfectants, gants, seringues…), absence du personnel soignant…

En effet, le management hospitalier édicte certaines orientations pour prévenir de tels désagréments : les pôles d'activité doivent comporter des structures internes, et ces dernières peuvent être constituées par les services et les unités fonctionnelles. Pour assurer la structuration en services, il doit avoir des chefs de service à leur tête. Ces services sont regroupés au sein de pôles, afin de bien assurer la prise en charge médicale des patients[34].

---

[34] Holcman R., *Management hospitalier : manuel de gouvernance et de droit de l'hospitalier*, Paris, Dunod, 2013, p. 35.

Le praticien responsable d'un pôle d'activité clinique ou médico-technique met en œuvre au sein du pôle la politique générale de l'établissement et les moyens définis par le contrat passé avec le directeur d'établissement, afin d'atteindre les objectifs fixés au pôle. Il organise avec les équipes médicales, soignantes et agents d'encadrement du pôle, sur lesquelles il a autorité fonctionnelle, le fonctionnement technique du pôle, dans le respect de la déontologie de chaque praticien et des missions et responsabilités de la structure prévues par le projet de pôle. Il est assisté suivant les activités du pôle, par une sage-femme cadre ou un cadre de santé pour l'organisation, la gestion et l'évaluation des activités qui relèvent de leurs compétences, et par un cadre administratif. Le praticien responsable élabore avec le conseil de pôle un projet qui prévoit l'organisation générale, les orientations d'activité ainsi que les actions à mettre en œuvre pour développer la qualité et l'évaluation des soins. Les éléments d'activité et d'évaluation fournis, notamment au directeur d'établissement, dans le cadre de la contractualisation interne, précisent l'état d'avancement du projet et comportent une évaluation de la qualité des soins. Les projets de pôle doivent comporter des objectifs en matière d'évaluation des pratiques professionnelles. Ces objectifs et leur suivi seront approuvés par les chefs de service du pôle.

En ce qui concerne la qualité des soins, il y a des axes et priorités mis en œuvre par la santé publique, afin de lutter contre la douleur. Entre 1998 et 2010, les obligations des établissements de santé sont énumérées en tenant compte de ces directives : développer la lutte contre la douleur auprès des patients, former et informer les professionnels de santé sur l'évaluation et le traitement de la douleur, prendre en compte la demande du patient et communiquer l'information au public, assurer les usagers pour une meilleure information, améliorer l'accès de la personne souffrant de douleurs chroniques à des structures spécialisées, améliorer l'information et la formation des personnels de santé, amener tous les établissements de santé à s'engager dans un programme de prise en charge de la douleur, renforcer le rôle infirmier notamment dans la prise en charge de la douleur provoquée, améliorer la prise en charge des personnes les plus vulnérables (enfants, personnes âgées et en fin de vie), former efficacement les professionnels de santé, structurer la filière des soins[35]...

L'organisation de services propose en outre la permanence des soins, qui constitue le complément indispensable de l'aide médicale urgente. Elle vise à permettre l'accès aux soins en toutes circonstances dans des conditions satisfaisantes pour la population. C'est aussi une mission de service public assurée par les médecins libéraux « en collaboration avec les établissements de santé ». Par exemple, la régulation téléphonique des activités de permanence des soins et d'aide médicale urgente, les horaires d'ouverture des cabinets libéraux, la rotation du personnel de jour comme de nuit, la télémédecine, qui consiste à pratiquer les actes médicaux à distance en utilisant les technologies de l'information et de la communication.

En effet, il faut parfois évoquer également la place de la planification sanitaire, qui est un guide du développement du système hospitalier pour devenir l'outil des politiques de restructuration hospitalière, c'est-à-dire de réduction du nombre de lits, parfois même de services ou d'établissements, que les progrès médicaux comme les contraintes financières suscitées. La planification sanitaire peut renforcer l'organisation sanitaire, en créant les nouvelles formes de dispensation des soins, l'hospitalisation à domicile, les associations des malades, prévoir et susciter les évolutions nécessaires de l'offre de

[35] Holcman R., *op. cit.*, p. 56.

soins afin de répondre aux besoins de santé de la population et aux exigences d'efficacité et d'accessibilité géographique. Le schéma d'organisation prend également en compte le déplacement des populations ainsi que les exigences en matière de transports sanitaires liées en particulier aux situations d'urgence. Il tient compte de l'offre de soins des régions limitrophes et de la vocation sanitaire et sociale de certains territoires. Il organise la coordination entre les différents services de santé et les établissements de santé assurant une activité au domicile des patients. Le schéma fixe les objectifs de l'offre et de la création/suppression des soins et des équipements de matériels lourds, les transformations et regroupements d'établissements de santé, les coopérations entre ces établissements ainsi que les missions de service public assurées par les établissements de santé.

En effet, lors de nos visites dans les hôpitaux de Kinshasa, nous avions recueilli les avis des médecins et des infirmiers sur l'organisation de services, afin de mesurer l'efficacité de la planification sanitaire : *« Comment l'organisation de services se fait dans votre établissement hospitalier ? Je suis le chef de nursing depuis une dizaine d'années dans cet hôpital, j'ai fait des études médicales à l'école d'infirmiers de Yasa-bonga dans la province du Kwilu en 1986, je suis infirmier A2. Depuis que je suis ici, on nous a soumis à la grille horaire, moi j'ai trois vacations le jour et trois autres la nuit chaque semaine. Les difficultés liées à l'exercice de ma profession sont nombreuses, je cite par exemple : le manque d'intrants et de formation, pas de recyclage, les médecins organisent leurs réunions sans nous associer, les équipements et matériels font défaut. Pour ne citer que celles-là. En outre, les activités sont planifiées seulement par les médecins, moi en tant que chef de nursing, on ne m'associe pas, nos salaires ne nous permettent pas de faire face aux besoins de nos ménages. »*

Le management hospitalier nous renseigne que, pour atteindre la qualité des soins et la sécurité sanitaire, il faut renforcer le rôle infirmier à travers la formation et informer l'infirmier sur les axes, priorités et objectifs des plans nationaux des établissements sanitaires publics. Cela va certainement conduire à une meilleure structuration de la filière de soins. Ces recommandations ne sont presque pas appliquées dans les structures médicales que nous avons visitées à Kinshasa. Les conflits de rôles entre médecins, infirmiers et gestionnaires étouffent toute initiative pour un bon management hospitalier.

4.3. Personnel soignant

L'obligation faite aux établissements sanitaires et médico-sociaux est de mettre en œuvre les moyens propres à prendre en charge la douleur des patients qu'ils accueillent. Car toute personne a le droit de recevoir des soins visant à soulager sa douleur, et que le malade doit être – en toutes circonstances – prévenu, sa douleur évaluée, prise en compte et traitée. En toutes circonstances, le médecin doit s'efforcer de soulager les souffrances du malade par des moyens appropriés à son état et l'assister moralement.

L'organisation des soins et de la prise en charge des douleurs distingue trois niveaux d'organisation pour la prise en charge de la douleur dans un établissement de santé :

1) des équipes mobiles d'intervention pluridisciplinaire prenant en charge des malades souffrant de douleurs chroniques variées, intervenant par le biais de consultations externes et internes, à la demande des services, sans se substituer nécessairement à eux dans le domaine des prescriptions ;

2) certaines équipes peuvent, en outre, disposer ou accéder à des lits d'hospitalisation et/ou de places d'hôpital de jour au sein de services ou de départements de l'établissement : elles sont ainsi en mesure de mettre en œuvre des procédures d'assurances qualité et d'évaluation des soins ;

3) des pôles de référence hospitalo-universitaire ayant une triple mission de soins, de recherche et d'enseignement, regroupant des cliniciens spécialisés, des enseignants-chercheurs, voire des scientifiques, et permettant d'aborder conjointement la prise en charge des malades, la formation des médecins et du personnel paramédical, et les différents aspects de la recherche médicale. Ces structures ont à leur disposition des locaux de consultation, des laboratoires d'exploration neurophysiologique, et comportent un secteur propre d'hospitalisation ou disposent d'un accès permanent à des lits d'hospitalisation dans une unité fonctionnelle.

En effet, soigner c'est « s'occuper de rétablir la santé de quelqu'un », « s'occuper de guérir un mal », ou « bien le rassemblement des actes par lesquels on soigne quelqu'un ou quelque chose ». Ces définitions couvrent des domaines de compétences et de métiers qui ne se recoupent pas totalement : de nombreux professionnels de santé s'occupent de rétablir la santé des patients qu'ils ont à leur charge sans aucunement s'occuper de leur mal, c'est ce que font, par exemple, les psychologues hospitaliers rattachés à des services de soins.

Ainsi, il y a d'autres membres du personnel d'un établissement très importants que l'on doit prendre en compte : radiophysicien en radiothérapie, assistant de recherche clinique, ambulancier, préparateur en pharmacie hospitalière, technicien de laboratoire… Sans aller jusqu'à considérer que l'ensemble des personnels d'un établissement de santé contribue à rétablir la santé des patients, il est toutefois pertinent de se demander dans quelle mesure un agent qui n'est jamais en contact avec un patient appartient au monde du soin. Si, au contraire, on choisit le contact avec le patient comme critère d'appartenance au monde du soin, le risque est d'y inclure des personnels dont l'activité professionnelle a peu ou pas de rapport avec l'acte de soigner (électricien des services techniques procédant à une intervention dans la chambre d'un patient, agent du bionettoyage, secrétaire médicale…). À l'inverse, certains représentants de métiers ayant peu ou pas de rapport avec le soin peuvent néanmoins contribuer à la restauration de la santé des patients, une esthéticienne ou un coiffeur d'hôpital par exemple.

Il est donc nécessaire de considérer qu'un métier du soin dépasse la seule production d'actes (c'est le cas par exemple des psychologues hospitaliers, des psychiatres psychothérapeutes, et de la plupart des consultations externes) et que la présence aux côtés du patient est nécessaire mais pas suffisante : il faut que l'agent soit auprès du patient avec comme objectif, ou comme résultat de sa présence, de le soigner ou de contribuer au soin. C'est à ce titre que dans la dernière version du répertoire des métiers de la fonction publique hospitalière, figure une nouvelle sous-famille de métiers consacrés au conseil aux personnes et psychologie, où figurent les métiers de conseiller conjugal et de conseiller en génétique.

Au regard des métiers définis par le législateur pour la prise en charge des patients, il faut noter qu'il y a un agent dont le rôle est si important dans la prise en charge des patients, c'est l'aidant des malades. C'est le plus souvent un proche parent, un ami, un époux ou épouse de celui ou celle qui est malade. Dans les hôpitaux du Congo et d'Afrique noire, la maladie est l'ennemi de toute la communauté qui doit être vaincu. Le malade, quant à lui, ne peut pas souffrir seul, les membres du groupe doivent l'assister et lui manifester leur sympathie. L'aidant du malade est censé le nourrir, le laver, prendre soin de lui jusqu'à la guérison ou la mort. L'aidant du malade gère au quotidien le tableau médical du malade. C'est lui qui informe le reste du groupe, ainsi que les visiteurs qui défilent tout au long de la journée, sur l'évolution de la maladie.

Ainsi, le système hospitalier devrait intégrer l'aidant des malades dans la chaîne des personnels qui assurent la prise en charge des malades, afin de fournir de plus amples informations sur l'évolution du patient. À propos, voici le discours de l'un des aidants de malades contactés : *« Celui qui est malade, c'est mon frère aîné. Nous avons passé deux semaines avec lui ici à l'hôpital, il a subi une intervention chirurgicale, mais depuis trois jours, il n'a plus sommeil, j'ai informé les médecins qui font le tour de salle, personne ne prend au sérieux, je ne sais plus quoi faire ? Depuis le matin, il me dit qu'il n'a plus d'appétit. Voici un autre problème qui vient de s'ajouter. »*

Cette déclaration prouve combien l'aidant des malades est très lié à la guérison du patient, si bien qu'il ne peut pas soigner la douleur. Son rôle est déterminant dans le processus de rétablissement du malade.

En effet, l'interne qui assure la prise en charge d'un patient peut être coupable de non-assistance au patient, par le simple fait de n'avoir pas apprécié la gravité du mal, et a commis l'erreur d'appréciation. Le professionnel de santé est tenu d'apporter son secours à une personne en danger. Le manquement à cette obligation professionnelle engage sa responsabilité pénale. Cependant, il doit agir de manière mesurée, n'apporter que les soins nécessaires. À défaut, son action perdrait tout effet justificatif.

Au Congo-Kinshasa, neuf sur dix malades sont assistés par un proche parent durant l'hospitalisation. Mais curieusement, le point de ce dernier n'est pas réellement pris en compte par le soignant.

4.4. Matériel, équipement, médicaments et examens cliniques

La sécurité des activités de soins est traitée suivant deux angles par le Code de la santé publique : celui des conditions d'implantation et celui des conditions de fonctionnement. Les activités analysées à partir de cette double approche sont celles du soin proprement dit ; l'activité des structures d'hébergement, des structures de soins alternatives à l'hospitalisation, et des dispositions particulières à certains établissements de santé privés sont abordées uniquement à partir de la question des conditions techniques de fonctionnement et des conditions particulières à la prise en charge des patients. Elles portent sur : le nombre de lits dédiés à l'activité, les personnels médical et paramédical devant être présents ; les dotations en équipements biomédicaux, en appareillages de mesures et d'enregistrement ; l'existence d'unités à même de réaliser des examens complémentaires ; la présence de blocs opératoires et/ou d'unités de surveillance postinterventionnelle. Des conditions particulières à la prise en charge des personnes âgées et des enfants sont parfois spécifiées ; en ce qui concerne la prise en charge des enfants, l'existence de moyens permettant d'assurer la présence continue des parents auprès des enfants est exigée.

Les hôpitaux publics et privés au Congo-Kinshasa sont en état de carence total ; pas de matériel, d'équipements, de médicaments et d'intrants de laboratoires. Ils utilisent le plus souvent du matériel, des équipements et autres intrants resservis, remis par les Organisations non gouvernementales (ONG) internationales, récupérés en

Europe, aux USA. Mais, la maintenance de ces équipements et matériels n'est pas bien assurée.

Ainsi, pour les actes médicaux importants qui nécessitent des examens approfondis (scanner, électrocardiogramme…), les patients déboursent des montants importants auprès des structures privées qui en disposent, car les établissements publics n'ont pas ces types du matériel ou ne font pas de tels examens. Au cas où la situation du patient s'aggrave, le transfert à l'étranger devient la dernière option. Mais ce choix est réservé aux bourgeois d'État (ministres, députés, sénateurs, chefs d'entreprises, politiques et leurs proches…), le reste de la population est contraint d'accepter les soins ambulatoires proposés par les établissements sanitaires de la place, avec toutes les conséquences relatives.

À propos, un médecin nous a dévoilé ses inquiétudes, telles que contenues dans le discours ci-dessous : *« Nous recevons le plus souvent les malades vulnérables, qui n'ont pas assez de ressources pour payer leurs soins. Quelques malades nantis, qui viennent ici, finissent par changer d'option. Ils demandent souvent un document de transfert pour aller se faire soigner à l'étranger ; en Europe, Afrique du Sud, Amérique…, c'est comme si cet hôpital est fait pour les indigents. »*

Ainsi, la précarité des hôpitaux au Congo-Kinshasa s'est révélée pendant la riposte contre la pandémie de Covid-19. Dès la première alerte au mois de mars 2020, l'équipe de riposte n'avait presque pas l'essentiel du matériel (tests rapides, médicaments essentiels, respirateurs, véhicules, finances…) pour organiser un dépistage massif. Seules les mesures barrières, d'ailleurs moins restrictives, ont été mises en place. Pour la ville de Kinshasa (13 millions d'habitants), il n'y avait qu'un seul centre de dépistage : le laboratoire de l'Institut national de recherche biomédical (INRB). Les échantillons collectés à travers tout le territoire national étaient acheminés généralement à l'INRB, avec tout le retard que cela pouvait générer sur le traitement des patients mis en quarantaine. L'annonce tardive des résultats a fait que certains patients, comme nous l'avons signalé ci-dessus, étaient contraints de quitter les unités de soins. Imaginez les conséquences que cela a engendrées sur la communauté : la chaîne de contamination s'est alourdie. Il a fallu attendre l'arrivée de l'aide internationale (venue de l'Union européenne, la Chine, de Cuba, de l'Union africaine, Médecins sans frontières), pour qu'un deuxième centre de dépistage soit installé en plein cœur de Kinshasa (dans la commune populaire de Lingwala, au stade des martyrs). Mais curieusement, la radio et télévision nationales relayaient les informations selon lesquelles l'équipe de riposte avait reçu une gamme importante de tests pour le dépistage massif et 5 provinces avaient également bénéficié d'équipements de laboratoires pour le test Covid-19. Ces nouvelles étaient diffusées trois mois après l'annonce officielle de l'OMS sur l'urgence sanitaire mondiale contre la Covid-19. L'accès au dépistage était sélectif, on a plus privilégié les policiers et les militaires, surtout les plus gradés. Une autre opinion propageait les rumeurs selon lesquelles les membres de la classe dirigeante malades étaient soignés à domicile. Juste pour éviter de subir l'opprobre de la population. Ainsi, la communication est un puissant outil de dissuasion pour l'adhésion populaire. Dissimuler de telles nouvelles sur l'état de santé des dirigeants entrave le processus de la riposte.

Le démantèlement du système de santé au Congo-Kinshasa est une urgence à laquelle les gouvernants doivent accorder une attention soutenue. Les conséquences relatives sont funestes : taux de mortalité exponentiel, recours aux médecines alternatives mal structurées et à l'automédication, prise en charge médicale à l'étranger, fuite des cerveaux, sous-équipement sanitaire…

4.5. Le temps des épidémies et des maladies d'aujourd'hui au Congo-Kinshasa

Les maladies ont une histoire et chaque époque a « ses » maladies. Certaines d'entre elles existent depuis l'Antiquité, voire la préhistoire : nous le savons parce que leurs traces ont été retrouvées sur des ossements dans des sites préhistoriques. Mais elles sont vécues très différemment selon les époques. En outre, sur le long terme, l'évolution des pathologies s'impose autant que leur persistance : les fléaux collectifs d'autrefois se distinguent nettement des maladies, le plus souvent individuelles, que nous connaissons aujourd'hui. Une part importante de cette évolution est le produit de bouleversements macrosociaux dont l'homme en est l'artisan.

Pendant des siècles, les épidémies ont constitué les maladies dominantes au sein des sociétés. Bien sûr, d'autres types de maladies ont toujours existé. Nous en avons de nombreux témoignages : Montaigne, par exemple, décrit longuement dans *Les Essais* les maladies des reins et de la vessie dont il souffre. Mais les épidémies ont aussi des conséquences majeures sur le devenir des sociétés et elles s'imposent aussi dans l'ordre des représentations : elles ont longtemps représenté aux yeux de tous le mal absolu[36].

De nombreux travaux historiques montrent comment la survenue d'une épidémie pouvait modifier le visage d'une région ou d'un pays par le nombre élevé de morts brutales, provoquant de graves déséquilibres démographiques.

La grande peste d'Europe occidentale (Lévy, Paris, 1991, p. 13), la peste noire, qui a débuté à Messine en 1347, aurait fait, à elle seule, 26 millions de victimes, réapparue à

---

[36] Biraben J. N., *Les Hommes et la peste en France et dans les pays européens méditerranéens*, Paris, La Haye, 1976, p. 11.

maintes reprises en Europe pendant quatre siècles. Certaines de ses attaques sont demeurées célèbres, comme la peste de Londres de 1665 ou celle qui survint à Marseille en 1720. Mais la peste est loin d'être seule à opérer des ravages. La présence de la lèpre est attestée en Europe occidentale dès le VIe siècle ; elle connaîtra son apogée au XIIIe siècle pour s'effacer ensuite. Du Moyen Âge à la fin du XVIIIe siècle, la variole constitue un autre fléau pouvant tuer, à chacune de ses flambées, un tiers des enfants d'un village et défigurant de nombreux autres. La syphilis n'apparaît en Europe qu'à la fin du XVe siècle, lors du siège de Naples par les Français en 1494. Il ne faut oublier dans cette liste ni la malaria, tuant des milliers de personnes comme à Naples en 1602, ni la tuberculose, la coqueluche et la rougeole, alors très meurtrières, ni le typhus, la typhoïde, la dysenterie, la diphtérie, etc. Au XIXe siècle, alors que la peste a disparu d'Europe, une autre épidémie arrive d'Asie, le choléra. La seule épidémie de 1832 fait, en France, plus de 100 000 morts[37].

Les épidémies du passé renvoient à un régime particulier de la maladie comme phénomène collectif. Au cours d'une épidémie, un individu n'est pas malade seul, l'entourage l'est également. Dans les communautés villageoises, presque toutes les familles sont touchées. Tous les récits des grandes épidémies s'appuient sur l'énumération du nombre des morts et toutes les descriptions incluent celle des cadavres qui encombrent les villes et les villages, bouleversant l'espace public. Les populations ont vite l'intuition de la contagion et cette hypothèse est affirmée pendant la pandémie de Covid-19. Cependant, l'impuissance médicale est presque totale. Les réponses progressivement mises en place face à la contagion sont des mesures répressives. Elles visent à isoler les malades, à les mettre en quarantaine dans des lazarets et les hôtels

---

[37] Biraben J. N., *op. cit.*, p. 13.

réquisitionnés, à boucler les quartiers ou les villages atteints.

Cette expérience douloureuse a été vécue pendant la pandémie de Covid-19 : en Chine (l'épicentre de la pandémie), en Europe, aux USA, là où les dégâts ont été effrayants, le monde a assisté à l'impuissance du système médical. La Covid-19 n'a épargné personne : politiques, médecins, infirmiers, jeunes, personnes de troisième âge… Les hôpitaux étaient saturés, le personnel médical aux abois. La police et l'armée ont relayé aux services de santé, les cris de détresse fusaient de partout. Les politiques, les scientifiques sont entrés en intercalation, personne n'a pu sauver les victimes, et les morts étaient comptés par milliers. Les pouvoirs publics risquaient de s'évanouir, les appels au calme se relayaient tout au long des journées. La solidarité de tous était nécessaire, les encouragements du personnel médical chaque nuit soulageaient les « héros » qui étaient en première ligne. Les médecins et infirmiers retraités ont bradé la peur, ils étaient là en première ligne pour sauver les vies humaines ; fidélité au serment d'Hippocrate. En France, le personnel médical étranger non reconnu par le ministère de la Santé était contraint de s'engager dans la lutte, quelle bravoure ? Tous étaient au front, quelle solidarité ? Une manière de montrer que le monde est un. Cette pandémie a suscité un élan de solidarité que le monde n'a jamais connu. Les professions autrefois délaissées ont prouvé devant la face du monde qu'elles étaient d'une grande portée (les infirmiers, les policiers, les militaires, les ambulanciers, les artistes musiciens). Pendant que les « moins considérés » étaient au front durant cette guerre contre l'ennemi invisible, les politiques en vestes et cravates se cachaient derrière les discussions en vidéoconférences, au risque d'être contaminés.

En Afrique, les dirigeants politiques habitués à voyager en Europe pour les soins étaient sidérés, car les frontières étaient fermées. Ils ne pensaient qu'à l'ouverture des frontières. Pitié pour les « affameurs des peuples ».

La métaphore autour de la Covid-19 est « une mort brutale survenant dans un délai de quelques jours voire de quelques heures » : elle est parfois subie avec fatalisme par les malades eux-mêmes. Chez ceux qui les entourent, en revanche, la peur domine : on abandonne les malades. En Italie, une infirmière aurait dit ceci à un malade noir : *« Laissez-nous nous occuper des blancs, les noirs après ».* Un témoignage écœurant d'un jeune noir africain sur les réseaux sociaux, qui a fait le tour du monde.

Dans certains hôpitaux de Kinshasa, réquisitionnés par l'équipe de la riposte pour soigner les malades atteints de Covid-19, on a appris semble-t-il que les malades sont restés en observation pendant deux semaines sans soins, et sur les réseaux sociaux, on assistait à des scènes ignobles telles que les malades qui quittaient les hôpitaux par manque d'assistance. D'autres par contre réclamaient la nourriture aux passages des autorités publiques. Quelle controverse ! Pendant qu'ailleurs, les malades sont sous respirateurs, au Congo-Kinshasa, les patients sont debout et réclament à manger. Boccace retrace pareille scène, quand il décrit ainsi les réactions à la peste noire à Florence : *« Une telle épouvante était entrée dans les cœurs, aussi bien chez les hommes que chez les femmes, que le frère abandonnait son frère, l'oncle son neveu, la sœur son frère et souvent la femme son mari. Et chose plus forte et presque incroyable, les pères et les mères refusaient de voir et de soigner leurs enfants comme si ceux-ci ne leur eussent point appartenu.*[38] *»*

---

[38] Boccace, *Le Décaméron* (1353), Club français du livre, 1953, p. 12.

Pendant les épidémies, des paniques se produisent ; ceux qui le peuvent, les riches surtout, tentent de fuir tandis que la communauté se désorganise ; certains réagissent par la dérision et la débauche, d'autres par la colère. Toutes les épidémies ont ainsi engendré la recherche de boucs émissaires.

Ainsi, le confinement adopté comme l'une des principales mesures barrières a eu des conséquences horribles en Afrique subsaharienne. Au Sénégal et dans plusieurs pays africains, cette politique de confinement a provoqué des heurts entre la population et les forces de l'ordre. Par contre, à Kinshasa et dans les provinces de la RD Congo, le confinement était un slogan. Les gens erraient çà et là, comme si la Covid-19 n'existait pas. Partout en Afrique, la colère de la population était due à la précarité de la vie, car les foyers vivent en majorité du secteur informel, qui géographiquement va des quartiers des « riches » à ceux des pauvres. Une telle mesure a conforté davantage la souffrance des masses laborieuses. Donc, on a assisté à la disette, à la famine à Kinshasa et dans beaucoup de pays africains. Les prix ont cavalé, tandis que les salaires n'ont pas été revus à la hausse.

En effet, au Congo-Kinshasa, les hommes vivent mal, aussi sont-ils pitoyablement vulnérables face aux nombreux fléaux qui les accablent. Faire l'histoire du Congo en ces temps, c'est observer le spectacle poignant d'hommes, de femmes et d'enfants qui se débattent ou se résignent, désarmés, devant la mort au quotidien. La précarité est, elle, à la fois la cause et la conséquence de la situation qui est alors celle de la mauvaise gouvernance, tant sur le plan démographique que sanitaire. Et de nos jours, dans de nombreux pays du tiers monde, l'imbrication de la faim, de la misère et de la maladie existe toujours et les épidémies y sont aussi meurtrières que celles vécues autrefois dans tout l'Occident. Ce qui étonne plus, c'est le fait que le développement sanitaire devient la priorité des États modernes, mais en Afrique noire, les épidémies, les germes de différentes maladies, la contagion sont présents et le manque de progrès de l'administration des villes, de l'économie, le déficit de l'amélioration des techniques agricoles, celui des transports et du commerce qui allaient mieux lutter contre famines, disettes et maladies sont quasi inexistants. Donc, on assiste plus au déséquilibre démographique, au déficit de l'hygiène publique et de l'instruction pour tous, à la résurgence des maladies jadis éradiquées par l'Organisation mondiale de la santé, à l'absence d'une prise adéquate des maladies cardiovasculaires, à la non-maîtrise des maladies infectieuses, à l'explosion de la mortalité, à la réduction drastique de l'espérance de vie…

Le tableau décrit ci-dessus fait partie d'un processus historique d'importance considérable nommé « transition épidémiologique », passage obligé auquel toutes les sociétés font face. Aux maladies anciennes surgissent les nouvelles. Des maladies infectieuses surviennent les maladies cardiovasculaires. Ainsi, les systèmes de santé doivent s'adapter à ce revirement social brusque et brutal. C'est dans ce contexte que s'installent la pandémie de Covid-19, le VIH/sida, le cancer, les maladies cardiovasculaires, les « maladies dites chroniques ».

4.6. Les modèles psychologiques et sociaux de la maladie

À partir des années 1970, l'étude des liens complexes et diffus entre les caractéristiques sociales de l'individu et son état de santé va tenter de se renouveler. Un nouveau courant de recherches apparaît progressivement qui, écrit Marc Renaud[39], « délaisse l'épidémiologie descriptive un peu grossière, pour tenter de comprendre avec plus de précision

[39] Renaud M., « Expliquer l'inexpliqué : l'environnement social comme facteur clé de la santé », *Interface*, mars-avril 1994, p. 19.

les chemins par lesquels le social interagit avec le biologique pour créer la maladie ».

Les premiers travaux rattachés à ce courant ne sont cependant pas sociologiques mais psychosociologiques. À partir d'études menées sur les maladies chroniques – notamment coronariennes –, les cancers mais aussi sur les pathologies mentales, ils accordent peu d'importance à des facteurs comme la catégorie socioprofessionnelle et font intervenir des types de variables individuelles. Le « stress » et les « événements de vie » stressants, le type de personnalité, la « capacité à faire face » ou encore le « support social », sont autant de concepts qui tentent d'expliquer les mécanismes par lesquels le psychosocial et le social peuvent influer sur le biologique.

Le stress engendre une fragilisation face à des agressions ultérieures. Sur le plan physiologique, les réactions de stress se situent au niveau des mécanismes neuroendocriniens mais des facteurs psychosociaux peuvent intervenir dans leur genèse.

On a d'abord tenté de tester l'idée selon laquelle la détérioration des états de santé résulte d'une accumulation « d'événements sources de questionnaires », nos recherches à propos ont voulu évaluer l'impact sur la santé d'un individu, etc. Les résultats dans nos analyses présentes montrent l'existence d'une liaison mais celle-ci est assez faible : des personnes malades ont tendance à reconstruire *a posteriori* un lien de causalité entre un événement de leur vie et leur état de santé. Par ailleurs, on constate que des individus exposés à un grand nombre d'événements déclarés comme « source de stress » restent en bonne santé, tandis que d'autres tombent malades alors qu'ils ne l'ont pas été. Face à un tel constat, s'est posée la question suivante : pourquoi à conditions stressantes égales certains individus développent des pathologies et d'autres non ? On a alors recherché d'autres types de variables démultipliant ou réduisant l'impact du stress. C'est ainsi que la personnalité de l'individu a été prise en compte. En clair, les individus ayant vécu des événements stressants et connu des périodes de vie ardues résistent mieux au stress et développent rarement des pathologies cardiovasculaires. Leur personnalité impacte positivement les contextes sociaux des événements douloureux.

Un autre type de conceptualisation s'articule autour de la notion de « capacité à faire face » au stress. Lorsqu'une personne a le sentiment d'avoir un certain contrôle sur son destin et d'être le plus souvent à l'origine de ce qui lui arrive, on considère que son « lieu de contrôle » est « interne ». Mais, si elle a l'impression que sa destinée est soumise au hasard ou à des forces incontrôlables, son lieu de contrôle est « externe ». Différentes recherches tendent à montrer que les personnes à lieu de contrôle interne éprouvent moins d'anxiété, souffrent moins d'hypertension et développent moins de maladies cardiaques telles que signalées ci-dessus. Elles semblent ainsi faire plus facilement face aux agents stressants.

Dans une autre perspective voisine, se sont développées des recherches autour de la « capacité à faire face » des individus (*coping behaviors*). Cette notion renvoie aux efforts individuels déployés pour contrôler les situations sources de stress et réduire les émotions négatives consécutives à ces situations. Alors que la plupart des recherches précédentes s'intéressaient à la genèse des maladies, Aron Antonovsky a élaboré un modèle de « salutogenèse » s'intéressant aux facteurs qui permettent aux individus de rester en bonne en santé. Il montre que les individus qui résistent le mieux sont ceux qui disposent d'un « sens de cohérence élevé », celui-ci étant défini comme une orientation générale permettant à l'individu de percevoir son environnement comme compréhensible, contrôlable[40].

Le sociologue peut être tenté de taxer de réductionnisme les notions psychologiques centrées sur le seul individu. Néanmoins, ces recherches posent un problème important : la maladie est-elle seulement liée à des agents agressifs environnementaux, à des bactéries, à des virus, à des désordres biochimiques ou résulte-t-elle aussi de la manière dont on fait face à la vie et à ses difficultés ? Il est en effet possible de reformuler ces différentes notions dans une perspective plus sociologique. Ainsi on peut considérer que la « capacité à faire face » ou le « lieu de contrôle » d'un individu ne sont pas seulement des traits de personnalité individuels. Ils sont liés à une somme d'expériences dans laquelle le social a sa part puisqu'ils expriment un degré d'autonomie lié à la position sociale de l'individu. Ils dépendent aussi de son insertion dans un entourage social lui permettant de mobiliser des ressources diverses plus ou moins importantes.

Notons en outre que l'analyse de l'influence du soutien social sur la santé des individus ouvre justement sur des perspectives plus sociologiques. Un autre constat prouve que les personnes célibataires, veuves ou divorcées ont davantage de problèmes de santé que les individus mariés. Car cette catégorie des personnes n'a pas de « soutien social » quotidien, pouvant assurer leur intégration dans les différents réseaux. Ceux-ci fournissent en général un appui matériel mais aussi cognitif, normatif, affectif. C'est le soutien émotionnel qui a été le plus clairement associé à la santé.

Ainsi, la mesure de ce soutien social (sa source, ses types, sa qualité) est complexe. Néanmoins, diverses études portant sur des échantillons de population extrêmement

---

[40] Aron Antonovsky, *Health, Stress and Coping*, Jossey Bass Publishers, San Francisco, 1979, p. 53.

importants et sur des cohortes d'individus suivis pendant de longues années montrent que le soutien social exerce un impact sur différents aspects de l'état de santé. Par exemple, les sources de soutien suivantes peuvent être prises en compte : le mariage, la famille, les amis, la pratique d'une religion et l'appartenance à d'autres groupes.

En milieu congolais, le mécanisme précis par lequel le soutien social agit sur la santé est le plus souvent la famille du malade. Cette dernière (en campagnes comme en villes) joue un rôle notable aux côtés des malades. Les membres de la famille sont des aidants éternels. Ils assurent les soins quotidiens et donnent les orientations importantes au corps médical, pour la suite de la prise en charge.

4.7. Santé, maladie et leurs interprétations culturelles et sociales au Congo-Kinshasa

Tout événement important de l'existence humaine demande une explication : on doit en comprendre la nature et lui trouver des causes. La maladie n'échappe pas à cette exigence. L'individu confronté à une sensation corporelle désagréable et inhabituelle doit la « décoder », la relier éventuellement à d'autres manifestations, décider s'il y a lieu d'y voir un signe inquiétant pour lequel une action s'impose. Il doit aussi pouvoir en rendre compte, expliquer aux autres ce qu'il ressent s'il veut recevoir une aide.

Une telle élaboration n'est pas seulement individuelle, elle est reliée au social et à la culture. Depuis longtemps, divers travaux psychosociologiques ont montré que des états physiologiques, comme la faim ou la douleur, ne sont pas des données totalement objectives : ils sont interprétés en fonction des contextes sociaux dans lesquels ils se produisent[41]. Le sociologue Howard Becker a également

---

[41] Schachter S. et Singer J., « Cognitive, Social and Physiological Determinants of Emotional States », *Psychological Review*, 1962, vol. L XIX, pp. 379-399.

montré qu'éprouver du plaisir à fumer la *marijuana* n'est pas immédiat : c'est le résultat d'un apprentissage qui s'opère grâce à l'appartenance à un groupe de fumeurs. Peu à peu, au contact des autres, les perceptions du novice se transforment. C'est seulement ainsi qu'il en vient à ressentir comme agréables des sensations corporelles en elles-mêmes ambiguës[42].

Au niveau le plus général, l'appartenance à une culture fournit à l'individu le cadre dans lequel s'opèrent ces interprétations touchant les phénomènes du corps et, en particulier, la maladie et ses symptômes. Parmi les expériences vécues, on note les composantes culturelles ci-après : le paysan congolais s'accoutume avec la maladie et la qualifie le plus souvent de « ma maladie ». Il peut résister aux douleurs causées par une hernie pendant longtemps, pour afin subir une intervention chirurgicale quelques années après. Tandis que le citadin (urbain), lui à la moindre douleur, il consulte le médecin. Cette situation s'explique par la position géographique et sociale de chacun. En milieu rural congolais, les structures médicales sont très isolées des villages ; 1 médecin/15 000 malades. Mais, en ville, les centres hospitaliers sont diversifiés malgré leur précarité. On peut facilement s'y rendre soit recourir à l'automédication.

En effet, il en est de même pour la description des symptômes. Lors des consultations, les paysans se plaignent de symptômes plus nombreux. Ils insistent sur la douleur ressentie et soulignent que leur humeur et leurs relations avec autrui sont perturbées. Par exemple, au lieu dire : *« j'ai mal aux yeux »*, ils indiquent que : *« j'ai un mal de tête perpétuel, des yeux qui pleurent et qui deviennent rouges »*. Mais les citadins, à cause notamment de leur niveau d'instruction, indiquent plus souvent des

---

[42] Becker Howard, *Outsiders*, New York, The Free Press of Glencoe, Paris, Métailié, 1985, p. 57.

localisations précises pour leurs symptômes, décrivent facilement un dysfonctionnement circonscrit et minimisent leur souffrance.

Ainsi, les différences de réaction selon les cultures ne concernent pas seulement le style de plainte ou la nature de l'angoisse associée à différents symptômes. Selon les sociétés, on attache un intérêt plus ou moins grand à différents organes ou différentes parties du corps. En ville, le cœur et la tête sont investis de significations particulières. En milieu rural, on accorde plus d'attention aux jambes et aux bras. Ils sont considérés comme le siège de la vie, car ces membres sont nécessaires pour les travaux champêtres. Tandis qu'en ville, le cœur et le cerveau favorisent le travail intellectuel.

Le modelage culturel englobe aussi, au-delà de la perception et de l'expression des symptômes, ce qui est défini comme maladies dans une société donnée. On sait que, dans certaines d'entre elles, des phénomènes que la médecine occidentale juge pathologiques ne sont pas considérés comme des symptômes : les vers intestinaux que certains groupes ethniques considèrent comme des éléments nécessaires à la digestion en sont un exemple. Chez le peuple pygmée, la dimension des dents dès le bas âge est un passage obligé pour tout individu. Cela lui permet de bien mâcher la viande du gibier. Mais la médecine occidentale soupçonne une telle dimension comme un indice capable de développer une carie dentaire.

Ainsi, le modèle explicatif de la maladie aiderait le corps médical à mieux comprendre les catégories de malades et les symptômes qu'ils éprouvent. Car selon la littérature médicale, le médecin interprète les symptômes ressentis par son patient et les retraduit dans les catégories du savoir médical fondées sur des notions biologiques. Le malade, de son côté, possède son propre point de vue concernant son état de santé et s'est forgé, à son propos, un « modèle explicatif » ; celui-ci peut être en partie individuel mais il est aussi enraciné dans la culture. Les scientifiques parlent plus de « réseau sémantique de la maladie » pour désigner l'ensemble de notions et de symboles qui lui sont associés et lui donnent sens. Les médecins, disent-ils, sont conscients de la variété de perception et d'expression des symptômes selon les cultures mais ils considèrent que cette différence est de surface : les individus perçoivent et traduisent différemment une réalité qui est toujours la même et que la médecine occidentale analyse objectivement.

Il faut noter que, pour la personne concernée, l'exigence de compréhension de son état, surtout s'il lui paraît inquiétant, va plus loin : la maladie n'est pas seulement un ensemble de symptômes qui la conduit chez le médecin, elle constitue un événement malheureux qui menace et, parfois, modifie radicalement sa vie. De ce point de vue, elle entraîne la formulation de questions ayant trait au sens même de cet événement : *« pourquoi se produit-elle ? »*, *« pourquoi seulement moi ? »*, *« pourquoi maintenant ? »*. Sur ce, le diagnostic médical ne suffit pas pour répondre à ces questions et le point de vue du malade n'est qu'une reproduction plus ou moins fidèle du savoir médical.

Au Congo comme partout ailleurs, les maladies, et plus particulièrement certaines d'entre elles, sont interprétées de manière spécifique et sont prégnantes dans l'imaginaire collectif ; mais la notion même de maladie sert aussi de support à l'expression de croyances et de valeurs plus larges. L'interprétation collective de la maladie s'effectue toujours en des termes mettant en cause la société, ses règles et la vision que nous en avons : à travers nos conceptions de la maladie, nous parlons aussi de notre rapport à l'ordre social.

Nos recherches ont montré que les malades avec lesquels nous avons discuté accordent un sens et une forme à leurs expériences organiques individuelles et partagent une réalité sociale collective autour de la maladie. Quand on parle de maladie, on y voit un rapport conflictuel au social, ils considèrent que son déclenchement est dû aux effets nocifs d'un mode de vie malsain, au rythme de vie trop rapide, à l'air pollué, à la nourriture importée, au bruit. Par contre d'autres malades estiment que leur pathologie aurait une autre origine. Ils citent entre autres : la colère des dieux, des ancêtres et des parents (chefs de clan, aînés…), les fétiches dus à la haine des voisins immédiats, des amis, la volonté de nuire d'un membre de la communauté, d'un sorcier, d'une divinité ou d'un ancêtre… Cela écarte l'idée selon laquelle la maladie n'est pas naturelle, elle est « exogène ».

En effet, l'opposition de la santé et de la maladie redouble en objectivant celle que les personnes interrogées perçoivent entre l'individu et la société. Ce sont aussi des critères sociaux, l'activité ou l'inactivité, la participation sociale ou l'exclusion utilisés pour définir le malade ou le bien-portant. Être malade, pour les personnes interrogées, c'est « s'arrêter », c'est-à-dire interrompre son travail, « perdre sa force physique », « perdre son prestige, sa considération, sa place au sein de la communauté ». Les symptômes et les dysfonctionnements ne s'organisent en maladie que dans la mesure où ils introduisent une modification de la vie du malade et de son identité sociale.

Réciproquement, les conceptions de la santé s'élaborent dans un registre qui va du purement organique, la santé conçue comme simple « absence de maladie », au social. Les participants à l'enquête développent longuement une conception de la santé comme « équilibre ». Celui-ci correspond à la possibilité pour un l'individu de maîtriser au mieux les pressions et les demandes de la vie sociale. Il s'accompagne du sentiment de bien-être physique et psychologique, d'efficience dans l'activité, d'accomplissement et d'harmonie dans les relations avec les autres, c'est-à-dire à son milieu social. Le malade vivra la maladie comme « destructrice » si, à partir de la privation d'activité que la maladie entraîne et qui s'accompagne tant de la destruction des liens avec les autres que de pertes diverses dans ses capacités et dans ses rôles, il ne voit aucune possibilité de restaurer son identité, totalement assimilée à l'intégration sociale. Il s'efforcera alors de lutter de toutes ses forces contre une telle situation, au besoin en niant l'existence de la maladie tant que cela est possible. À l'inverse, la maladie est vécue comme « libératrice » si le malade perçoit en elle l'occasion d'échapper à un rôle social qui étouffe son individualité. En ce cas, la maladie, loin de ne représenter qu'un cortège de destructions, permet de retrouver le « vrai sens de la vie » qui ne résiste pas dans sa dimension sociale. Elle offre la possibilité d'une révélation, voire d'un dépassement de soi. Pour d'autres personnes enfin, qui ont souvent eu l'expérience d'une maladie grave, la maladie est un « métier ». Elle n'entraîne pas de transformation radicale dans l'image que la personne a d'elle-même ; celle-ci concerne un rôle valorisé et préserve son identité sociale par la lutte contre sa maladie. Ce combat devient l'élément central de sa vie, l'équivalent d'une activité professionnelle, et la base d'une intégration sociale spécifique mais persistante.

4.8. Les relations médecin-malade dans les hôpitaux au Congo-Kinshasa

Depuis quelques années, de nouveaux paradigmes se sont développés en rapport avec les relations médecin-malade. Ils visent moins à trancher l'opposition entre consensus et conflit qu'à mettre en évidence une pluralité de modalités d'interaction, de modèles de références possibles et de ressources accessibles aux différents protagonistes des relations médecin-malade. Outre ce changement de perspective théorique, la recherche est aussi devenue plus proche du terrain et s'est fondée, par exemple, sur de minutieuses observations dans le cadre hospitalier ou sur l'analyse linguistique des interactions verbales entre le malade et son médecin. En outre, la prise en compte de la situation particulière des maladies chroniques qui deviennent de plus en plus nombreuses a fortement influencé la façon d'appréhender la relation médecin-malade. Dans ce type d'affections, le malade doit presque toujours participer activement à son traitement, acquérir un savoir et même, dans certains cas, la maîtrise des techniques assez complexes qu'il ne doit pas craindre d'appliquer sur son propre corps.

Contrairement à ce qui a été indiqué ci-dessus, le système de santé au Congo est complètement ruiné. Mais les quelques vestiges coloniaux résistent encore : les bâtiments, les matériels, les mobiliers, le personnel médical, les méthodes et techniques de soin et de prise en charge…

Il est triste de constater que, jusqu'à ces jours, les examens de laboratoire recommandés quand un malade se présente à l'hôpital (du Congo) sont : la recherche de l'hémoglobine (quantité du sang), la recherche du paludisme, de la fièvre typhoïde…, moyennant l'acquittement de diverses factures à la caisse (achat des fiches d'identification, frais de consultation, frais des examens, frais des intrants : gants, désinfectants/alcool dénaturé, frais d'actes/d'injection, pansement…). Le médecin ne reçoit en consultation que le malade ayant payé au préalable les frais de consultations. Sans les preuves de paiement, aucun malade ne peut franchir la porte du cabinet du médecin, soit prendre place dans la salle d'attente. Au vu de cela, nombreux malades négocient avec le personnel médical pour mettre en gage certains objets de valeur (réchaud, bicyclette, pagne neuf, poule, chèvre…).

Les relations entre médecin et malade au Congo sont tumultueuses et ont un caractère marchand émaillé de violences au cas où l'une des parties n'honore pas ses engagements. Dans le bâtiment abritant la maternité, on assiste chaque jour à un spectacle désolant : les femmes démunies n'ayant pas réuni l'essentiel de leur trousse d'accouchement se contentent de la parfaire auprès des « vendeurs ambulants » qui bondent les couloirs de l'hôpital.

À l'hôpital Saint-Joseph, une structure médicale appartenant à l'Église catholique, située dans la commune de Limete, nous avons assisté à ce type de business. Un vendeur ambulant communément appelé *« Mwana mama na mboka ya Jéricho »*. Ce vendeur ambulant annonce son arrivée par des cris cadencés, comme pour renseigner l'arrivée du Messie qui vient délivrer les affligés : *« Comme Jésus-Christ faiseur des miracles à Jéricho, je suis venu aussi délivrer celles qui n'ont pas pu compléter leurs trousses d'accouchement, j'ai avec moi des chaussettes, des Pampers, des tiges-coton, des robes de nuit, des gants, des bavettes, des savons de toilette, des poudres, des crèmes pour bébé..., ne ratez pas l'occasion, mes prix sont abordables et au plus bas possible. »* Ainsi, son passage marque un moment d'intenses joies, car selon lui, il suit les pas du Christ le Sauveur. Avec son commerce, il vient effectivement libérer les affligées. Les prix sont négociables, les prêts également permis, afin de soulager celles qui n'ont pas pu parfaire leurs trousses d'accouchement.

Dans les hôpitaux du Congo, les rencontres avec le médecin sont des occasions rares surtout en milieux ruraux. Selon l'OMS, on note 1 médecin/10 000 malades. Comprenez les tensions qui entourent ces consultations à la

« va-vite ». Le médecin est plus préoccupé par la durée des visites, il ne pénètre pas le fond du problème, car l'afflux des malades est si important, estimé de fois à 1 000 malades dans les hôpitaux des campagnes. Ces débordements sont fréquents surtout pour les consultations spécialisées : chirurgies spécifiques, cardiaques, ophtalmologiques, consultations prénatales… Dans un tel contexte, les relations entre le médecin et le malade sont éthérées. Ce qui les unit, c'est plus l'acquittement aux frais et la prescription des médicaments. Ces rapports mécaniques ne favorisent aucunement l'espoir de guérison et le soulagement de la douleur. Ces rencontres revêtent un « caractère marchand ». Sociologiquement, on parle des relations : « médecin-client » et non « médecin-malade ».

Ainsi, le sociologue ne peut qu'être attentif à ces nouvelles formes de rapports entre médecin et malade dans les pays en développement.

À l'opposé, ailleurs les interventions de plus en plus fréquentes du médecin dans les secteurs plus variés de la vie sociale ont suscité de nouvelles formes de médecines telles que la médecine prédictive et des formes plurielles. Les maladies chroniques par exemple ont éveillé de nouveaux rapports entre médecin et malade.

4.9. L'expérience de la maladie dans tous les lieux de la vie sociale

La maladie et l'expérience qu'elle représente débordent largement la seule sphère du médical et jouent un rôle dans tous les lieux de la vie sociale. Ce constat s'applique tout particulièrement au cas des malades chroniques qui, pour faire face à leur état, ne sont pas seulement confrontés aux soignants mais à une multitude d'acteurs divers qu'ils rencontrent dans les lieux de la vie sociale.

Dans la plupart de situations de la vie quotidienne, être malade ou être en bonne santé n'est pas équivalent et cela intervient dans les rapports avec l'entourage. La maladie mais aussi la fatigue et les petits malaises quotidiens jouent un rôle médiateur dans divers types de rapports sociaux, en particulier sur les lieux de travail ou encore à l'école. Les membres de l'équipe de travail se demandent, par exemple, si la personne cherche ou non à profiter de sa maladie et si elle mérite d'être déchargée d'une partie de sa tâche !

En effet, l'idée selon laquelle la maladie constitue un médiateur des rapports sociaux prend tout son sens dans le cas des maladies chroniques en raison de leurs caractéristiques spécifiques. Du fait de l'étalement dans la durée de ces pathologies, de leur incurabilité et du maintien fréquent de la personne atteinte dans son cadre de vie habituel, la maladie est au cœur de tous les rapports sociaux que ces personnes entretiennent avec l'extérieur socialisé.

Ainsi, la situation de maladie doit être étudiée dans tous les lieux de la vie sociale. Le malade et le médecin sont loin d'être les seuls acteurs qui interviennent et l'impact désorganisateur de la maladie se fait sentir dans la famille, au travail, dans les loisirs… Les règles et les rôles spécifiques à chacun de ces mondes sociaux sont perturbés. Un des objectifs du malade est alors de tenter de réduire les dérèglements induits par l'expérience de la maladie dans chacun des lieux où celle-ci intervient.

4.10. Quelles politiques de santé adoptées pour le Congo-Kinshasa ?

Au-delà des tâtonnements dont les experts de la santé sont soumis, l'ensemble des résultats et des modèles explicatifs précédents amène à se poser des questions importantes concernant les différentes orientations possibles dans la définition des politiques de santé. L'examen de ces résultats fait penser au fait que seules les transformations sociales pourraient réduire les inégalités en matière de santé. Mais disons tout de suite que cette ambition dépasse de loin ce problème des politiques de santé. C'est pourquoi on suppose dès lors que l'investissement dans des technologies médicales de plus en plus complexes a été croissant et le poids des médecins ainsi que l'importance des progrès de la médecine ont été déterminants pour cette évolution. Pourtant la réalité sur l'effet des nouvelles techniques de soin sur les principales causes de la mortalité montre que leur impact est faible. Il semble que le comportement des individus serait à l'origine de nombreux états morbides.

Dès lors, la politique de santé s'est orientée vers la diffusion d'informations devant convaincre les individus de modifier leurs comportements en matière d'alimentation, de consommation d'alcool et de tabac en particulier. De tels changements sont cependant difficiles à obtenir. En outre, certains auteurs ont dénoncé un type de communication sociale visant à culpabiliser les individus ayant des comportements nocifs pour leur santé.

Ainsi, les développements les plus récents de l'épidémiologie sociale incitent cependant à une vision beaucoup plus large du type de politique nécessaire pour garantir la bonne santé des individus. Les sociétés doivent se préoccuper de la qualité de l'environnement social au profit de ses membres, développer de nouvelles technologies médicales adoptées par les individus de comportements sains mais, plus largement, investir dans l'amélioration du lien social. Même s'il est difficile d'en mesurer très précisément les effets, des aménagements dans les domaines de la protection de l'enfance et de l'éducation, des milieux de travail et de l'environnement urbain pourraient avoir un impact bénéfique sur les états de santé de la population. Ces réalités sociales constituent approximativement de nouveaux paradigmes capables de contribuer à l'efficience d'un système de santé.

Pour le cas du Congo, où le système de santé est complètement démantelé, nous interpellons les autorités sanitaires et politiques à appliquer ces politiques. La rédaction des textes légaux, les séminaires de remise à niveau et d'autres assises organisées çà et là par le ministère de la Santé au Congo n'apporteront guère les résultats escomptés tant que ces politiques ne sont pas prises en compte.

Chapitre cinquième
Les prémices de crises futures ou comment prévenir la catastrophe…

La crise en santé n'atteint pas seulement le corps d'un individu mais aussi le corps social, dans la relation entre la population et un environnement hostile, non contrôlé : c'est l'exemple des épidémies comme nous l'avons mentionné ci-dessus, qui conduisirent parfois à l'exclusion de certains pour sauver les autres, comme c'est le cas de la Covid-19. Certains malades sont stigmatisés à Kinshasa par la société et le personnel médical. Les centres de soins de ces malades sont des lieux fermés à tout étranger, préservant la population des dangers de la Covid-19.

En effet, la crise collective prend parfois sa source au sein de la société : se faire du mal étant contraire à la nature, cette situation insupportable conduit à chercher des boucs émissaires, à déclarer un procès, comme dans l'affaire du sang contaminé, pour condamner les responsables…

La crise collective débute par la méfiance suscitée par un événement imprévu, ayant entraîné un dommage à autrui, mais qui aurait pu atteindre n'importe qui. La transfusion de sang a provoqué semble-t-il le sida, une maladie à l'époque dangereuse. Un accident d'une centrale atomique a irradié de nombreuses personnes. Un service de chirurgie cardiaque de très grande renommée a un taux de mortalité supérieur à ce qui est attendu. Des vapeurs d'eau ont transmis la légionellose, infection grave des poumons. En 2019, un virus mortel est parti de Wuhan en Chine pour se propager rapidement et serait considéré par l'OMS comme une pandémie meurtrière dénommée « Covid-19 ».

La crise prend racine dans la perte de confiance en ce qui est en principe techniquement ou socialement assuré. À cette méfiance viennent se greffer l'incertitude, l'incompréhension du phénomène, l'apparition ou la découverte brutale d'un drame collectif que ne compensent pas les injonctions du décideur, souvent démuni d'informations. Les personnes qui subissent les dommages sont dans le brouillard et ne savent plus à qui se référer ; parallèlement, l'inquiétude pour autrui face à cette situation inexpliquée se transforme en une crainte pour soi. La crainte d'être contaminé lors d'une infection épidémique supprime ainsi toutes relations humaines. La crise individuelle se mue en peur collective puis en panique dont on ne peut juguler la force destructrice.

La réminiscence d'un événement semblable favorise l'apparition de la crise et accentue son ampleur. Après la crise, le système social met en place des barrières, espérant qu'une récidive n'atteindra pas à nouveau la population.

Les exemples ne manquent pas où se mêlent mémoire d'un événement douloureux, méfiance, arbitraire de la décision, panique collective et instauration de nouvelles règles. Il faut noter que devant une crise sanitaire, la population ne croit qu'en ce qu'elle voit et elle s'organise pour se faire son idée. La prévention est très difficile à faire admettre. Pour autant, dès que la crise est là, tous adhèrent aux ordres. Un précepte comme le lavage des mains pour éviter la Covid-19 est accepté s'il ne provoque pas de gêne, il en va autrement dès qu'apparaît un désagrément (porter un masque, par exemple). Le risque raisonné et raisonnable du vaccin n'est compris spontanément que par une minorité.

C'est ce que le vaccin contre la pandémie de Covid-19 pose comme difficulté pour son acceptabilité en Afrique. Les nouvelles fusent de partout, pour que le vaccin contre cette maladie ne soit pas accepté par la population. Il semble que ce vaccin réduirait la population mondiale, provoquerait véritablement la Covid-19 – là où elle n'a pas fait des victimes.

La confiance est d'autant plus nécessaire qu'il peut exister une hésitation entre risque choisi et risque encouru. Dans un système complexe comme celui de la santé, il est préférable de renforcer les liens entre les ensembles, par exemple le lien médecin de famille-citoyen, que les distendre.

5.1. Les crises et les défis classiques dans le secteur de la santé

Lorsqu'on pense à la « crise future en santé », il est souvent question de crise de la démographie médicale : il n'y aura pas assez de médecins pour soigner la population. Les instances sanitaires ne cessent de le rappeler périodiquement, agitant le chiffon rouge du désert médical. Le cas probant est celui de l'appel lancé pendant la pandémie de Covid-19 au personnel médical retraité de venir au secours de leurs confrères en service, étant débordés. Tous les jours, les syndicats des médecins leur emboîtent le pas, dénonçant la surcharge de travail. Le nombre de médecins risque de diminuer dans les deux prochaines décennies, commentent-ils. Car nombreux sont des médecins qui ne veulent plus porter la blouse blanche (l'exemple du Congo), ils préfèrent travailler dans l'humanitaire, et les organismes caritatifs, pour un salaire décent. Les hôpitaux se vident constamment, pour autant, le nombre de consultations auprès des médecins a pratiquement doublé depuis vingt ans. La vie est médicalisée : de la conception jusqu'à la mort, on ne peut plus faire un pas sans l'avis du médecin. Regardez le nombre de demandes de certificat médical, de dépistage, de vaccination ou d'autres actes de prévention ou de précaution. Un regard critique sur le rôle du médecin, une évaluation de l'efficacité de tous ces certificats et le partage de tâches avec d'autres professionnels de santé pourraient alléger la charge de travail. Quant aux déficits prédits, les regroupements des professionnels de santé dans des maisons de santé, l'arrivée des technologies de télémédecine, les possibles coopérations interprofessionnelles (le partage de tâches entre professionnels de santé précédemment évoqué), l'engagement des malades dans la prise en charge de leur maladie, l'éducation sanitaire de la population et les mesures d'aide à l'instauration des médecines les compenseront probablement.

Une autre forme de crise sanitaire, c'est le refus de soins aux plus démunis ou les inégalités d'accès aux soins. Ce fait est inquiétant. Cependant, une réglementation pourra y mettre un terme. Mais le défi le plus important est celui de naviguer au sein d'une grande variabilité due à l'évolution rapide de la technologie et des pratiques, à l'instabilité des populations et à la réorganisation de l'offre de soins, en combinant prudence, précaution et prescription avec autonomie, résilience et talent. Deux attitudes qu'il impose d'équilibrer… pour éviter écueils et catastrophes.

Faut-il relativiser la précaution, relativiser les normes ou, au contraire, aller avec détermination vers la mise en place de protocoles et de règles prescrites ? Ces deux démarches apparemment opposées risquent en effet, lorsqu'elles s'affrontent, de faire naître incompréhension, puis craintes parmi le public.

Pourquoi cette tendance récente à la précaution alors que l'Homme a toujours été audacieux, exploitant la Terre sans vergogne ni restriction ? Les normes sont-elles universelles ? Comment épanouir le talent dans un monde de procédures ?

Trois questions que nous allons explorer, pour comprendre ces attitudes contrastées, auparavant laissées au bon vouloir de chacun, mais qui, maintenant, sont des doctrines auxquelles il faut adhérer ou qu'il faut combattre, comme deux religions contradictoires, sources de tensions et d'incompréhension mutuelle.

Dans le cours de biologie et société dispensé en deuxième année de graduat de sociologie, la nature nous renseigne sur sa capacité à évoluer et à s'adapter, tout en respectant un ordre préservant les espèces et les membres de l'espèce. Le moteur de la diversité est la flexibilité du génome à chaque naissance. Le contrôle est effectué par le tri, *via* la sélection naturelle, de ce qui est favorable (gardé) et défavorable (rejeté). À chaque naissance d'un nouvel être, le recopiage de la moitié de l'ADN de chacun des parents se fait avec des erreurs (1 réparateur remet ces défauts en place 99 fois sur cent. Au total, l'erreur apparaît une fois sur 100 000 [10-5]). Cette erreur de recopiage provoque une variabilité qui, ajoutée à d'autres phénomènes de duplication d'une portion de lecture, d'insertion de texte extérieur, de transposition de portion d'ADN, amène à générer des séquences d'ADN nouvelles appelées « mutations », dont la plupart ne changent rien dans l'individu, mais dont certaines sont responsables de caractéristiques « anormales ». Le caractère anormal induit le plus souvent des défauts majeurs ou mineurs ; plus rarement, ces mutations confèrent des avantages comme une protection contre les fléaux infectieux ou une meilleure adaptation à l'environnement. La sélection naturelle gardera le caractère nouveau « bénéfique » aux dépens de celui qui préexistait.

En outre, la génétique des populations nous enseigne que la sélection naturelle n'a que deux emprises pour faire « le tri » et permettre l'évolution de l'espèce. La première est la mortalité avant l'âge de procréation, la seconde la différence de la taille des familles (les familles les plus adaptées ayant plus d'enfants que les moins adaptées). Depuis deux générations, il n'y a, dans la population mondiale, presque plus de mortalité infantile ou très peu avant l'âge de 35 ans, et ces mêmes populations ont entre 1 et 3 enfants par famille. La sélection naturelle n'a donc plus d'emprise sur la plupart des populations humaines. Au vu des progrès sociétaux, tous les individus du globe auront bientôt une espérance de vie à la naissance de 75 ans et une taille moyenne de famille de deux enfants, avec une très faible variance [43] . Ce phénomène est concomitant de l'apparition, parmi ces populations, du mouvement écologiste, chaque jour plus présent dans les esprits. La nature n'est plus consubstantielle à l'homme puisque l'homme ne suit plus ses lois (il ne subit plus le tri de la sélection naturelle), elle est à nos côtés comme une tierce personne qu'on aime et qu'on respecte : *l'union Homme-Nature se mue en une relation Homme-Nature.* Face à cette diversité accrue et non contrôlée par la nature, l'homme est dans l'obligation de s'adapter à son environnement par son intelligence, et de réparer les défauts émergents de sa constitution par la médecine. Ces défauts se multiplient et n'atteignent à chaque fois que peu de personnes, obligeant à recourir à des traitements personnalisés toujours nouveaux.

---

[43] Degos Laurent, *Santé : sortir des crises ?*, Paris, Le Pommier, 2011, p. 56.

5.2 Le parcours de soins et la crise institutionnelle

La flexibilité grandissante de l'organisation des soins, les partages de tâches ou de compétences, le développement de la chirurgie et le flux apporté par l'innovation, qui transforme le soin exceptionnel en soin courant, obligent à étudier et à recevoir en permanence le parcours de soins des patients. Et ce, d'autant que le parcours varie d'un temps à l'autre, d'une région à l'autre, au gré des évolutions rapides et des disponibilités de l'offre de soins.

Oublier la séparation entre secteur de l'administration d'une ville et la gestion de l'hôpital, ne plus considérer la liste des actes effectués par l'infirmier, le généraliste ou le spécialiste comme ferme et définitive, ne plus regarder l'établissement de soins isolément et intégrer les soins avant l'hôpital et les soins de suite ainsi que les conditions et aides sociales, sont des vrais changements. Or, changer de paradigme, en considérant dorénavant l'efficience du chemin de soins des malades, par maladie, est aussi une révolution administrative. Optimiser le parcours de soins pour chaque malade, du médecin généraliste au spécialiste, au laboratoire de ville, au cabinet de cardiologue, à l'hôpital ou à la clinique, prévoir des soins de suite, une prise en charge pour un handicap ou une perte d'autonomie, des aides pour la vie quotidienne, coordonnées avec les séquences médicales… tout ceci est une demande forte et justifiée du patient.

En fait, nous considérons chaque jour la volonté manifeste des professionnels de santé qui s'organisent pour répondre avec leurs collègues, gérer les urgences et poser des actes difficiles dans l'intérêt des patients dans les hôpitaux publics et privés. Mais notre inquiétude est la suivante : quand les structures administratives hospitalières du Congo-Kinshasa seront-elles capables de s'adapter à l'évolution du système hospitalier moderne et de permettre la mise en place de ce parcours « en continu » ? En voici par exemple le schéma : les patients désirent fortement que la prise en charge médicale tienne compte des différentes étapes : *« soin primaire par le médecin généraliste, soins par les différents spécialistes, soins à l'hôpital, préparation de la sortie de l'hôpital, soins de suite et, de nouveau, médecin généraliste ».* Ce qui, si on rajoute les examens biologiques, les radios, les séances de kinésithérapie… tient actuellement plus du parcours du combattant que d'un suivi sans heurts. La tendance, au niveau international, est de prévoir, pour une maladie, une prise en charge médicale continue, qui prend généralement en compte toute la durée de la maladie. En plus de la prise en charge médicale, s'ajoute une prise en charge financière globale. En France, par exemple, les soins de ville sont gérés par l'assurance maladie et les hôpitaux par le ministère de la Santé (*via* la DGOS, Direction générale de l'offre de soins), qui reçoit une enveloppe globale de financement de l'assurance maladie, et le handicap et le manque d'autonomie par la CNSA (Caisse nationale de solidarité pour l'autonomie). Chacun s'attache à son pré carré, désireux de garder le contrôle de l'activité et de son financement… alors que la mise en place d'un parcours optimal des soins pour chaque patient requiert une vision transversale. Il faut noter que les médicaments et les dispositifs médicaux sont gérés *via* des contrats pluriannuels établis par une instance particulière, le Comité économique des produits de santé (CEPS), qui n'entretient aucune relation avec l'assurance maladie ou l'organisation de l'offre de soins[44]. Chacun pour soi.

Par ailleurs, on ne peut gouverner sans mesurer. Il est donc intéressant de considérer les mesures, c'est-à-dire les indicateurs utilisés, pour mieux comprendre l'esprit de gouvernance actuel. Cela nous permettra également d'apprécier la différence entre une mesure de la qualité de

[44] Degos Laurent, *op. cit.*, p. 117.

l'activité d'un secteur et celle de la qualité d'un parcours de soins.

Mesurer l'amélioration de la qualité des soins, pourquoi ? Pour qui ? Pour plus de vie en bonne santé, pour le patient lui-même : cela paraît évident. Cependant, la mesure de la qualité des soins est prioritairement promue pour s'assurer de la présence dans un parcours de soins (en l'occurrence l'établissement de soins), de procédures aptes à répondre aux plaintes et réclamations des malades. Cette approche permet d'évaluer la qualité du parcours de soins des patients atteints d'une maladie afin d'améliorer une pratique professionnelle concertée et de diminuer la morbidité et la mortalité de cette maladie pour les malades.

En effet, la qualité des soins et le parcours de soins deviennent aujourd'hui des indicateurs de qualité sectoriels pour tester l'efficience d'un système de santé. Ceci contribue à promouvoir la qualité et la sécurité des soins en établissant des comparaisons entre hôpitaux. Ces indicateurs sont généralement en rapport avec des procédures, et quand on parle d'indicateurs de résultats, ces derniers ont été obtenus lors de telle ou telle étape intermédiaire dans le suivi du patient, comme le fait d'établir une ordonnance à la sortie de l'hôpital après un infarctus du myocarde. Cette ordonnance est nécessaire pour un bon suivi du patient, mais le vrai résultat clinique est l'absence de complications ou de récidive, ce qui n'est pas le fait de la seule ordonnance de sortie.

Quant aux indicateurs de pratique clinique, l'objectif serait, dans un parcours de soins intégrés, de traiter au mieux une maladie et d'améliorer la pratique pour obtenir un résultat réel, c'est-à-dire une modification de la mortalité, de la survenue de complications ou d'un handicap. Il s'agit, à la fois, d'orchestrer le rôle des différentes disciplines et professions responsables de la prise en charge du patient, et d'articuler les structures et les intervenants – qu'ils soient en ville, à l'hôpital, en libéral et dans le secteur public – pour plus d'efficacité, de sécurité et d'accès aux soins. Après la description de l'existant, nous proposons ce qui suit : tous les professionnels devraient trouver un cadre pour identifier les points et situations éloignés de l'idéal afin d'améliorer la morbidité, diminuer les complications dues à la maladie ou au traitement, afin d'éviter la mortalité et de répondre aux attentes des patients.

En effet, il sied de noter que l'hospitalisation est la conséquence des changements profonds qui se manifestent à tous les niveaux de la société, que ce soient les structures sociales et familiales, les positions respectives des groupes et des sujets, les systèmes de valeurs et les structures mentales. L'émergence des maladies au sein de la société congolaise et le style particulier de l'échange qui s'instaure entre l'entourage du patient et le représentant de l'institution hospitalière constituent en quelque sorte des catalyseurs qui mettent en lumière l'évidence d'un changement qui n'était parfois qu'inconsciemment perçu.

En rapport avec l'hôpital, les soins et le patient, chacun des protagonistes du drame se trouve placé dans l'obligation de justifier la transformation des anciens modes d'assistance. Le discours qui s'élabore à travers la manipulation des signifiants culturels traditionnels nécessite une rationalisation pour que ce système de santé congolais devienne performant et s'adapte enfin aux exigences de la modernité et aux valeurs universelles des soins de santé. Cette réflexion est présentée dans la conclusion de cette étude.

Conclusion

Le passage de la tradition à la modernité peut se définir comme un processus de rationalisation, et plus fondamentalement, comme le passage du mythe à l'idéologie, les fonctions du mythe et de l'idéologie se trouvant liées à l'exercice de types de pouvoir institutionnel, dont l'hôpital en fait partie. C'est pourquoi nous avons eu le plaisir de montrer à travers cette étude comment l'institution hospitalière est un lieu de production du travail médical. De ce point de vue, le modèle fonctionnaliste de l'hôpital est appréhendé d'une part comme une réponse aux besoins thérapeutiques des communautés et d'autre part comme une instance de contrôle social. Notre littérature s'est penchée ensuite sur la contradiction manifeste quant au rejet du système colonial. Les Congolais, en réclamant l'indépendance, voulaient en même temps la prospérité et la mise à mort du système colonial, le cadre de transformation qui a redonné l'espoir aux populations pendant de décennies. Ceci étant, le système de santé congolais calqué sur le modèle belge a subi d'énormes revers. Il est devenu un chantier culbuté, les maladies jadis éradiquées ont resurgi, l'hygiène publique a été jetée dans la décharge de l'histoire coloniale, les mouvements des populations furent complètement abandonnés…

En rapport avec l'imaginaire social des Congolais sur l'hospitalisation, ils invoquent des raisons d'ordre divers : la peur de la mort du malade, les murmures dans l'entourage familial ou encore du groupe de voisinage et du milieu professionnel, l'interdiction des religions occidentales de se référer aux thérapeutes traditionnels, les difficultés financières, l'incurie des guérisseurs, l'apparition de nouvelles catégories nosographiques issues de l'adoption de modèles occidentaux.

Parlant de l'hôpital en soi, nous l'avons défini comme une collectivité du travail, une organisation sociale, une structure chargée non seulement des soins, mais également d'un jeu des rôles, où différents acteurs effectuent diverses fonctions. On trouve à l'hôpital une série d'actions allant des soins médicaux, en passant par l'existence du pouvoir et une division du travail, jusqu'à la réalisation des bénéfices financiers.

L'hôpital est un lieu de production du travail médical, un asile, un lieu d'isolement… Au Congo-Kinshasa, certaines catégories et communautés voient en l'hôpital une structure où règne l'agression. L'acte médical incarne en lui le clash. Cette appréhension est partagée par un grand nombre de nos contemporains. Nous l'avons découvert dans les entretiens que nous avons réalisés, ainsi que dans la lecture de textes romanesques ou autobiographiques écrits par des médecins.

En effet, nous avons également estimé que la crise sanitaire est le refus de soins aux plus démunis et l'ampleur des inégalités d'accès aux soins. Ce fait est le quotidien des malades au Congo.

Cependant, une réglementation pourra y mettre un terme. Mais le défi le plus important est celui de naviguer au sein d'une grande variabilité due à l'évolution rapide de la technologie et des pratiques, à l'instabilité des populations et à la réorganisation de l'offre de soins, en combinant prudence, précaution et prescription avec autonomie, résilience et talent. Onze politiques méritent d'être rappelées afin de conforter la prise en charge dans le système de santé congolais. Il s'agit de : Santé publique,

Organisation des systèmes de santé, Gestion des systèmes de santé, Économie de la santé, Secteur hospitalier, Gestion des médicaments, Politiques sociales et services sociaux, Systèmes de protection sociale, Développement des capacités, Lutte contre les maladies et Aide humanitaire.

En effet, l'étendue de ces politiques couvre tous les champs de la santé et du social. Elle prend en compte la recherche, le conseil, l'ingénierie dédiés au secteur de la santé.

Bibliographie

Baszanger Adam Philippe et Claudine Herzlich, *Sociologie de la maladie et de la médecine*, Paris, Armand Colin, 2012.

Aron Antonovsky, *Health, Stress, and Coping*, Jossey Bass Publish, San Francisco, 1979.

Isabelle, « Les maladies chroniques et leur ordre négocié », *Revue française de sociologie*, XXVII, 1986.

Becker Howard, *Outsiders*, New York, The Free Press of Gloncoe, Paris, Métaillé, 1985.

Binst M., *Du Mandarin au manager hospitalier*, Paris, L'Harmattan, 1990.

Biraben J. N., *Les Hommes et la peste en France et dans les pays européens méditerranéens*, Paris, La Haye, 1976.

Boccace, *Le Décaméron* (1353), Club français du livre, 1953.

Castel Robert, *L'Ordre psychiatrique, l'âge d'or, de l'aliénisme*, Éditions de Minuit, Paris, 1976.

David Van Reybrouk, *Congo, une histoire*, Paris, Actes Sud, 2012.

Degos Laurent, *Santé : sortir des crises ?*, Paris, Le Pommier, 2011.

Eliot Freidson, *Médecin, maladie et société*, Paris, Payot, 2012.

Evans Pritchard, *Sorcellerie, oracles et magie chez les Azande*, Paris, Gallimard, 1992.

Gartty Jaco, « Two lines of Authority: the Hospital Dilemme », in *Patients physicians and Illness*, New York, 1958.

Gonet François, *L'Hôpital en question. Un diagnostic pour améliorer les relations de travail*, Éditions Lamarre, Paris, 1992.

Holcman Robert, *Management hospitalier : manuel de gouvernance et de droit de l'hospitalie*r, Paris, Dunod, 2012.

Hugues E.-C., « Social Role and the Division of Labor », *The Sociological Eye, Selected Papers*, Transaction books, 1984.

Kwilu landundu Hubert, *Sociologie de la santé au Congo-Kinshasa*, Paris, L'Harmattan, 2016.

Laplantine François, *Anthropologie de la maladie*, Paris, Payot, 1992.

Mansfield J., *Journal*, Paris, Stock, 1973.

Munchembled R., *La Sorcellerie au village*, Paris, Gallimard-Julliard, 1979.

Naphayvong Philaysak, *Système de santé en RDP LAO*, 2011.

Organisation mondiale de la santé (OMS), Rapport technique n° 137 en référence au besoin de mesurer *« les niveaux de santé »*, 1957.

Parsos Talcoltt, *The Sick Role and the Role of the Physician Reconsidered, Millbank Memorial Fund Quarter/Health and Society*, 1975, vol. III, n° 3.

Parsons Talcoltt, Structure sociale et processus dynamique : le cas de la pratique médicale moderne, in *Éléments pour une sociologie de l'action*, Paris, Plon, 1955.

Peneff Jean, *L'Hôpital en urgence*, Paris, Métaillé, 1992.

Rapport d'enquête, EDS, 2012.

Renaud M., « Expliquer l'inexpliqué : *l'environnement social comme facteur clé de la santé* », Interface mars-avril, 1994.

Revue française de sociologie : sociologie médicale, Paris, 1973.

Schachter S. et Singer J., « Cognitive Social and Physiological Determinants of Emotional States », *Psychological Review*, 1967, vol. LXIX.

Steudler François, *L'Hôpital en observation*, Paris, Armand Colin, 1974.

Strauss Anselm *et al.*, « L'hôpital et son ordre négocié », in *La Trame de la négociation : sociologie quantitative et interactionnisme*, Paris, L'Harmattan, 1992.

Ureiki Jacques, *Les Médecines touarègues traditionnelles : approche ethnographique*, Paris, Katharla, 2000.

Weber Max, *Économie et société*, Paris, Plon, 1965.

Table des matières

Structures éditoriales du groupe L'Harmattan

L'Harmattan Italie
Via degli Artisti, 15
10124 Torino
harmattan.italia@gmail.com

L'Harmattan Hongrie
Kossuth l. u. 14-16.
1053 Budapest
harmattan@harmattan.hu

L'Harmattan Sénégal
10 VDN en face Mermoz
BP 45034 Dakar-Fann
senharmattan@gmail.com

L'Harmattan Cameroun
TSINGA/FECAFOOT
BP 11486 Yaoundé
inkoukam@gmail.com

L'Harmattan Burkina Faso
Achille Somé – tengnule@hotmail.fr

L'Harmattan Guinée
Almamya, rue KA 028 OKB Agency
BP 3470 Conakry
harmattanguinee@yahoo.fr

L'Harmattan RDC
185, avenue Nyangwe
Commune de Lingwala – Kinshasa
matangilamusadila@yahoo.fr

L'Harmattan Congo
219, avenue Nelson Mandela
BP 2874 Brazzaville
harmattan.congo@yahoo.fr

L'Harmattan Mali
ACI 2000 - Immeuble Mgr Jean Marie Cisse
Bureau 10
BP 145 Bamako-Mali
mali@harmattan.fr

L'Harmattan Togo
Djidjole – Lomé
Maison Amela
face EPP BATOME
ddamela@aol.com

L'Harmattan Côte d'Ivoire
Résidence Karl – Cité des Arts
Abidjan-Cocody
03 BP 1588 Abidjan
espace_harmattan.ci@hotmail.fr

Nos librairies en France

Librairie internationale
16, rue des Écoles
75005 Paris
librairie.internationale@harmattan.fr
01 40 46 79 11
www.librairieharmattan.com

Librairie des savoirs
21, rue des Écoles
75005 Paris
librairie.sh@harmattan.fr
01 46 34 13 71
www.librairieharmattansh.com

Librairie Le Lucernaire
53, rue Notre-Dame-des-Champs
75006 Paris
librairie@lucernaire.fr
01 42 22 67 13

www.ingramcontent.com/pod-product-compliance
Lightning Source LLC
LaVergne TN
LVHW051351061026
849535LV00009B/3132